食相依健康密码系列005

U0867831

让便便不再痛苦——痔疮患者必读

总主编　何清湖
主　编　王爱华
副主编　宾东华　邝　涛　曹　淼
编　委　王爱华　宾东华　邝　涛
曹　淼　李　逵　蒯闽涛
满静婷　熊家青　詹　敏

中医古籍出版社
Publishing House Of Ancient Chinese Medical Books

图书在版编目（CIP）数据

让便便不再痛苦：痔疮患者必读 / 王爱华主编. —
北京：中医古籍出版社, 2016.9
（食相依健康密码系列；5）
ISBN 978-7-5152-1337-8

Ⅰ. ①让… Ⅱ. ①王… Ⅲ. ①痔－防治 Ⅳ.
①R657.1

中国版本图书馆CIP数据核字(2016)第230040号

让便便不再痛苦——痔疮患者必读
主编　王爱华

责任编辑　魏　民
封面设计　杨西霞
出版发行　中医古籍出版社
社　　址　北京东直门内南小街16号（100700）
经　　销　全国各地新华书店
印　　刷　北京市昌平新兴胶印厂
开　　本　710mm × 1000mm　1/16
印　　张　5.75
字　　数　90千
版　　次　2017年3月第1版　2017年3月第1次印刷
书　　号　ISBN 978-7-5152-1337-8
定　　价　18.00元

前　言

随着社会的发展，生活水平的提高，人们的生活方式也在不断地发生着变化，饮食结构、活动方式的改变给肠道及肛门带了史无前例的灾难。因此，肛肠疾病的预防与治疗已经显得尤为重要。

肛肠疾病是临床中的常见病、多发病，痔疮在肛肠疾病中发病率最高。据我国的普查资料显示，痔疮占肛肠疾病发病人数的87.25%，以内痔最为常见，占肛肠疾病的52.9%。由于痔疮发病部位相对隐私，许多患者因为害羞，不能及时就医，甚至自我误诊，将直肠恶性肿瘤当成痔疮，耽误治疗，身心受到摧残。对此，我们应引以为戒，要高度重视痔疮，努力做到早预防、早诊断与早治疗。

本书的笔者从事肛肠疾病防治工作几十年，对肛肠疾病的诊疗有较深入的研究，本书从概述痔疮出发，对痔疮的病因、临床表现、发病特点、鉴别要点、治疗方法及预防调护进行了深入的阐述。本书介绍了现代临床中治疗痔疮的常用药物及外治方法，对食疗、保健及家庭养护进行了重点介绍，为痔疮患者提供了较为科学的预防与调护方法。

愿本书能够成为广大痔疮患者的良师益友，为广大的痔疮患者服务，也为人们提供了一本预防痔疮的读本，并成为亲友间传递关爱的桥梁。由于编写时间的匆忙，书中还有些许不足之处，真诚的欢迎广大读者及同仁不吝赐教，以便修订。

编　者

2016年10月

目 录

1. 什么是痔疮?

痔是人体直肠末端黏膜下和肛管皮肤下静脉丛发生扩张和屈曲所形成的柔软静脉团，又名痔疮、痔核、痔病、痔疾等。而临床上我们所称的痔疮包括内痔、外痔、混合痔。痔疮发病率高，有“十人九痔”“十女十痔”之说，与生活习惯、职业、年龄、妊娠等有一定的关系。

1.1 为什么叫“痔疮”?

在古代，“痔”通“峙”。“痔”有痔突之意，凡是肛门、耳道、鼻孔等人之九窍中有小肉突起者，古代均称为痔。如生于鼻腔内者称鼻痔（鼻息肉）；生于耳道内者称为耳痔（耳道息肉）等。直肠末端及肛管内的静脉丛扩张屈曲或结缔组织增生会出现小肉突起的症状，叫痔疮。

1.2 何为“内痔”，如何分期?

内痔指生于齿线以上，直肠末端黏膜下的痔内静脉丛出现病理性的扩大曲张，所形成的柔软静脉团。它的常见症状是无痛性出血和柔软肿块的脱出。内痔是诸痔中发病率最高的常见病。内痔好发于截石位的3、7、11点，也就是肛门的右前、右后和左侧，称为母痔，发于其他位置的则叫子痔。

在临床上，一般根据痔疮的严重程度将内痔分为四期：

Ⅰ期内痔：症状可见大便时出鲜血，血量可多可少，有时滴血甚至呈喷射状出血，有时仅仅是大便表面或厕纸被染红，大便解完后出血可自行停止，且出血时不伴有疼痛，无痔核脱出。行专科检查可见痔核黏膜充血，粗糙不平，有时糜烂或有出血点。病理表现为痔内静脉曲张，静脉增多，扩张变粗，在直肠黏膜下突起，质软，色红，内有曲张静脉的毛细血管团和结缔组织。

Ⅱ期内痔：该期内痔仍然可见大便时出血，但出血较I期相对较少，因为排便时常受粪便挤压推动，痔核由基层分离，向下移动，排便时则脱出于肛门外，排便后因括约肌收缩而自然回复到肛门内。若伴有痔核感染，则可出现肛门疼痛、里急后重感。专科检查可见痔核黏膜增厚、隆起，表面呈紫红色，并有少量分泌物。病理表现为静脉曲张扩大，黏膜变厚，紫红色。

Ⅲ期内痔：此时仍有便血，但便血症状较少见，是以内痔脱出为主要特点，且痔核脱出后不能自行回复，必须用手推回或休息后还纳。有时甚至在用力、咳嗽、行走、下蹲、负重的情况下也可使痔核脱出，伴有感染时，可见分泌物增多、疼痛等不适。病理表现为结缔组织增生，黏膜变硬、变厚，紫红色。

Ⅳ期内痔：若内痔脱出日久不能及时还纳，由于括约肌痉挛、挤压，可致血流回流受阻，痔核充血肿胀，血栓形成，不能还纳，疼痛剧烈，此时可称为嵌顿性内痔。症状可见痔核脱出，伴发绞窄、嵌顿、疼痛。病理表现为痔内静脉曲张，大量血栓形成，黏膜表面溃烂。

1.3 何为“外痔”，如何分类？

外痔指发生于齿线以下，由痔外静脉丛扩大曲张或痔外静脉丛破裂或反复感染纤维结缔组织增生而形成的疾病。因其表面覆盖以皮肤，故不易出血，不能送入肛门内，以肛门坠胀、疼痛和异物感为主要症状。根据其病理特点，临床上常将外痔分为结缔组织性外痔、静脉曲张性外痔、炎性外痔和血栓性外痔。

结缔组织性外痔：是齿线以下有柔软的隆起性组织，表面覆盖皮肤，无疼痛、红肿，又称赘皮，故又称赘皮外痔。是由于肛门缘皮肤皱襞增厚肥大，结缔组织增生，痔内无曲张静脉，血管较少，底宽尖长，呈黄褐色或褐黑色，突出于肛缘，大小形状不等，有时只有一个，位于肛门后方或前方正中，有时有数个围绕肛门一圈。多见于炎性外痔后，或由于便秘，当干硬大便通过肛门时，过度牵拉肛门部皮肤，撕伤肛门皱襞，引起感染、水肿、结缔组织增生，炎症消散后，皱襞不能恢复正常，反复如此，则使皱襞增生肥大，形成该病。肛门和直肠的各种炎症，如直肠炎、肛门狭窄、内痔、肛窦炎、肛瘘、肛裂等，也是生成结缔组织性外痔的原因。另外，肛门部的手术，如痔切除术、肛瘘切扩术等，因切去皮肤、缝合、结扎等操作不当，也会影响肛门部淋巴和血液回流，常引起结缔组织外痔。

静脉曲张性外痔：静脉曲张性外痔是齿线下痔外静脉丛曲张，在肛门缘形成圆形、椭圆形或棱形柔软团块。若有水肿，则形状变大。本病一般不疼痛，不出血，仅觉肛门坠胀或异物感，多与Ⅲ期内痔和混合痔并发。

炎性外痔：是因肛门摩擦受损或肛裂感染细菌引起肛门皱襞水肿所致。病人疼痛、肿胀、发红、发热，可见齿线以下的红肿包块，压痛明显，大多起病较急。

血栓性外痔：是外痔中最常见的一种。常因排便时用力过度，剧烈活动或用力咳嗽等使肛门缘静脉破裂，血液外渗到结缔组织内，成为血块，在肛门部皮下形成圆形或椭圆形肿块，大小不等，位于肛管内或肛缘外，突然发病，初起时较软，几天后变硬。症状为突发性红肿包块，疼痛明显，皮下可触及硬结，可一个，也可几个，若未感染，肿块可在3~4周内完全吸收，若感染则易引起肛门周围脓肿。

1.4 何为“混合痔”？

混合痔指同一方位的内外痔静脉丛曲张，相互沟通吻合，使内痔部分和外痔部分形成一个整体者。多发于截石位的3、7、11点处，以11点处较为多见，兼有内、外痔的双重症状。

1.5 痔疮有哪些症状？

内痔一般不痛，以便血、痔核脱出为主要症状；外痔主要表现为肛周红肿热痛，排便时疼痛加重，并有少量分泌物；混合痔兼有前两者临床表现。

痔疮一般有六大类常见临床表现，包括大便出血、大便疼痛、肛门坠胀疼痛、肿物脱出、肛门流出分泌物、肛门瘙痒等。

（1）大便出血：无痛性、间歇性便后有鲜红色血是其特点，也是内痔或混合痔早期常见症状。出血一般发生在便前或者便后，有单纯的便血，也会与大便混合而下。血色鲜红，其出血时呈喷射状、点滴状或擦拭带血等。

（2）大便疼痛：大便时肛周疼痛，因为肛周的神经系统比较发达和敏锐，受到刺激后很容易发生疼痛。一般表现为轻微疼痛、刺痛、灼痛、胀痛等。

（3）肛门坠胀疼痛：肛门坠胀主要是内痔的症状。如果内痔被感染、嵌顿、出现绞窄性坏死，就会导致剧烈的坠痛。轻者有胀满下坠感，重者则会出现重坠痛苦。

（4）肿物脱出：肛门内部出现肿物脱出，这主要是中晚期内痔的症状。随着内痔痔核的不断增大，使黏膜及黏膜下层与肛层分离，排便时，内痔结节可下降到齿状线以下，游离于肛管之外，经肛门脱出。轻者只有在排便时才会脱出肛外，重者在咳嗽、压腹、用力下蹲时即可脱出。

（5）肛门流出分泌物：直肠黏膜长期受痔的刺激，分泌物增多，由肛门内排出；晚期内痔，因肛门括约肌松弛，常有分泌物由肛门流出。轻者大便时流出，重者不排便时也自然流出。

（6）肛门瘙痒：肛门及肛周肌肤出现瘙痒症状。主要是由于肛门分泌物、脱出痔核及周围皮肤受到了刺激，皮肤终日潮湿，从而产生瘙痒感，导致肛门湿疹和瘙痒的发生。

1.6 便血就是痔疮吗？

由肛门排出的粪便带血，称为便血或血便。便血是消化道出血的一种表现，引起便血的原因很多，所有引起呕血的疾病都可以有便血。当粪便呈黑色或鲜红色时，临床上都属于便血的情况，但应排除以下几种情况：（1）口服某些中草药及炭剂、铁剂后粪便呈黑色；（2）进食过多的肉类、猪肝、动物血或菠菜后，粪便呈黑色；（3）口服酚酞制剂后，粪便呈鲜红色。

便血是痔疮的常见症状之一，且主要指的是内痔出血，而外痔是感染炎症表现肿痛的症状。但是除了痔疮出血之外，很多疾病均可导致便血。下消化道疾病，如细菌性痢疾、阿米巴痢疾、溃疡性结肠炎、肠结核、结肠或直肠息肉或癌、痔、肛裂等均可引起便血，其中痔疮出血最多。出血的部位不同，便血的颜色也不同，胃、十二指肠溃疡引起的上消化道出血，便血多呈柏油样或黑色；下消化道出血，便血呈暗红色或鲜红。以下列举几种疾病出血与痔疮出血的鉴别。

（1）痔出血与肛裂出血的鉴别

痔疮出血和肛裂出血都是鲜红色，所不同的是痔疮出血一般无痛感。痔出血多由粪便摩擦曲张的静脉黏膜，即内痔黏膜而引起的，而内痔黏膜是受内脏神经支配，一般无痛感，所以痔出血无痛。而肛裂位于肛缘，多由为了排解干燥的粪便撕裂肛缘皮肤而引起，而肛缘皮肤是受体神经支配，痛感明显，所以肛裂出血有剧痛。这里需要指出的是，临床上若痔疮与肛裂同时存在，其出血症状难以区分，必须要对肛肠进行仔细检查，方可明确诊断。

（2）痔出血与直肠息肉出血的鉴别

痔出血与直肠息肉出血都无痛感，所不同的是，息肉出血多见于儿童，而痔出血则儿童少见。最终鉴别需要通过直肠指诊及电子肠镜检查。如为直肠息肉，直肠指诊时，可在直肠内摸到带蒂肿物，或通过电子肠镜看见息肉肿块。而痔出血为齿线上下静脉曲张痔核，质柔软，与直肠息肉完全不同。

（3）痔出血与直肠癌出血的鉴别

两种病都为无痛性出血，但痔出血的血呈鲜红色，血附着于大便表面，而直肠癌出血是癌浸润直肠黏膜使其表面溃烂而引起的出血，血液与大便混合，呈暗红色，临床上称之为果酱样大便。结肠镜检查可见直肠癌的溃疡性肿物，这是区别于痔疮的最主要依据。

（4）痔出血与消化道溃疡出血的鉴别

痔出血与消化道溃疡出血的鉴别见表1：

表1　痔出血与消化道溃疡出血的鉴别

鉴别要点	痔出血	消化道溃疡出血
出血部位	消化道末端（肛门部）	消化道上端（胃及十二指肠球部）
出血颜色	鲜红	黑色
出血与大便关系	排大便时滴出或附着于大便表面	柏油样大便

1.7 肛门痛就是痔疮吗？

肛门疼痛主要是指肛门内以及肛门直肠周围疼痛为主的一种症状，为多种肛门直肠疾病所共有。内痔无炎性感染时，不会发生肿痛，若疼痛剧烈，多数是因血栓外痔、炎性外痔或嵌顿痔所致，但肛裂、肛周脓肿、直肠癌以及肛门损伤、肛门手术后等都能引起肛门疼痛，各种疼痛的性质、程度以及伴随症状各有所异。

（1）肛裂：肛裂引起的疼痛呈周期性，多发于大便时或大便后，其疼痛为阵发性灼痛或刀割样疼痛，患者往往坐卧不安，十分痛苦，严重者可疼痛24小时以上。

（2）血栓性外痔：轻者有异物感，大多伴有胀痛。

（3）肛周脓肿：以胀痛为主，由于肛旁脓肿的发生部位、脓肿大小、致病菌和患者机体抵抗力等种种因素不同，出现的症状和体征也各不相同。与其他部位不同的是约90%以上的肛周脓肿可形成肛瘘，病程较长。

（4）内痔嵌顿：以胀痛、灼痛为主，多由于痔静脉曲张、血管破损、血栓形成，造成组织循环受限而脱出肛门外，无法回纳。

（5）直肠癌：早期无疼痛，以后由于肿块增大破溃，可出现肛门部坠胀、隐痛。

（6）肛门异物损伤：多为外伤异物残留或饮食不当所致，故需请医生仔细检查，取出异物，疼痛即能缓解。若滞留时间过长，可引起局部感染。

1.8 为什么痔疮出血是鲜红色的？

痔疮出血一般是鲜红色的，因为粪块擦破隆起的曲张静脉黏膜，或因排便努挣，使得肠道内血管压力升高破裂而引起出血。且出血部位临近肛门，与大便的接触时间少，故血色为鲜红色，血液与大便不相混，或附着于大便表面。若是毛细血管破裂，则出血量少，仅见大便表面带血或染在厕纸上；若静脉破裂，则出血量中等，可见大便时鲜血点滴而下；若小动脉破裂，出血量一般较多，可见大便时肛门内喷射状出血。

2. 痔疮是如何形成的?

2.1 痔疮的发病原因有哪些?

作为中医四大经典之一的《黄帝内经》在2000多年前就指出:“因而饱食,筋脉横解,肠澼为痔。”明确指出了痔疮的形成与饮食不节、起居不时、感受湿热等有关,而后世医家根据自己的临床体会及前人的经验,又进一步指出,痔疮发病与久忍大便、久泻久痢、酗酒、嗜食辛辣、年老体衰、妇人妊娠、久坐久行等都有极大的关系。

脏腑本虚也是痔疮发病的主要原因之一,《丹溪心法》指出:“痔者皆因脏腑本虚,以致气血下坠,结聚肛门,宿滞不散,而冲突为痔。”过食肥腻、辛辣、饥饱失常、饮酒过量也是主要原因。

近代医家认为,痔疮的发病与感染、饮食因素、便秘及不良的排便习惯、腹泻、职业、性别、不良的生活习惯、遗传、疾病、年龄、微量元素、性生活过频等因素有关。

2.2 痔疮是怎么形成的?

痔疮是人类特有的疾病。痔疮的发生与人类的解剖结构有关;由于直肠上静脉以及它的分支无静脉瓣,静脉血液从下向上穿过直肠肌层向心脏回流时,容易受粪块压迫,影响血液回流,因此任何增高腹内压力的因素,均易导致痔的形成和发展。由于人类直立姿势,从而使地球吸引力能够对回流的血液形成向下的力,极容易在人体下部的肛门直肠部位发生血液淤积,久而久之,使肛门直肠部位静脉血管曲张、迂曲、增生,形成痔疮。此外,从已有的国外文献报道来看,通过对四肢动物的解剖及观察，还未发现患有痔疮的。因此，对此说也提供了一个有力的佐证。还有相当多的人认为，痔之所以成为常见的肛门疾病之一，除认为是痔上静脉无瓣膜外，还与痔上静脉壁较薄、周围缺乏支持组织有关。由于直肠下静脉从此排出，若长期便秘、腹泻或有久蹲厕所的不良习惯，势必会过度挤压、摩擦肛门，一方面造成血液回流更加困难，另一方面则可引起局部慢性感染，日久便会使血管变脆，失去弹性，从而导致痔疮出血、脱出。

2.3 痔疮会遗传吗？

痔疮的遗传性至今尚无一个肯定的回答。有一些学者注意到，某些家族具有患痔疮的倾向。有人报道，44%的患者有痔疮的家族史，因而认为痔疮可能与遗传有关，推测这些家族成员具有静脉壁薄弱的先天性因素。但也有人认为痔疮和遗传的关系没有确凿的证据，因为在成年人中，痔疮的发病率既然如此之高，在一个家族中有很多成员同时患痔就不足为奇了。再说这种家族性现象可能是由于这些家族成员的生活条件和生活习惯都比较接近的结果。即使有静脉壁薄弱的先天性缺陷，充其量也不过是形成痔疮的因素之一。

2.4 痔疮会癌变吗？

痔疮从其发病机制来看一般是不会癌变的。这是因为痔疮是直肠肛门部位管壁内静脉丛扩张、屈曲、隆起形成的静脉团块，是一种良性病变。而癌性肿物是由于细胞分化不成熟，而过度增生形成的。在病理及其临床表现上有本质的区别。但是临床上还是有报道称，有肛瘘、肛裂、肛周脓肿和痔疮病史的患者，有较高的肛管肿瘤发生率。有肛裂、肛瘘和痔疮的女性，其患肛管肿瘤的危险性增加2.3~3.3倍。而有肛瘘、肛裂或最近1~2年中有1~2次痔疮疼痛发作史的同性恋和异性恋男性，其患肛管肿瘤的危险率也有增加。即使这样，也是由患处本身恶变所致，与痔疮无直接关系。即使有些时候痔疮发生癌变，也是由于痔疮黏膜糜烂，长期感染，特别是感染绿脓杆菌，反复发作，甚至肛周脓肿、肛瘘，久治不愈所致，当属痔疮的并发症状，由此可见，痔疮本身并不能诱发癌变。患者不要谈到便血或摸到肛门口有小肉块，就大惊失色，谈癌色变，但也不能毫不在意，自认为无关紧要，最后危及生命，正确的做法是要到正规医院行专科检查以明确诊断并积极治疗。

2.5 痔疮会传染吗？

首先大家要明确什么是传染病。传染病指由病毒或细菌引起，并通过空气、食物、体液及其他各种接触而传播的疾病。它的致病原因是病毒或细菌。形成传染病的必备条件有三个：传染源、传播途径和易感人群。痔疮的发生并非由细菌或病毒感染所致，而是因各种原因引起的直肠肛门部位黏膜及肌层的静脉回流障碍、淤积、曲张所致，与病毒及细菌感染无任何直接关系。虽然有时痔疮黏膜有糜烂，甚至感染化脓成为肛周脓肿，但是与痔疮本身的成因关系不大，它只是诱发痔疮的一个因素。此外，痔疮本身也不能产生病原体。因此，痔疮患者本身不会传染。如果痔疮患者患有肠道传染病，那么只有被传染肠道传染病的可能，久而久之诱发痔疮，不可能立即患上痔疮。

2.6 哪些人容易得痔疮？

根据痔疮的发病机理来看，需要长时间保持站立或静坐等相同姿势，使肛门充血的这一类人群是痔疮的好发人群。由于职业的关系，必须长时间坐着工作的白领、司机，站着工作的售货员、教师等患痔疮的比较多，另外，身体着凉也会使肛门淤血，所以不仅在寒冷的冬天，即使在夏天长时间待在温度较低的空调房内也容易患痔疮。

据调查发现，店员、理发师等长期从事站立工作的人，翻砂工人等从事长时间下蹲工作的人，银行职员、打字员、司机等从事久坐工作的人，痔疮的发病率较高。痔疮与职业的关系还有待阐明，但多数人认为这可能与腹部和盆腔压力增加有关，与肛门直肠部位血液流动不畅有关。

2.7 怎么知道自己得了痔疮？

俗话说“十人九痔”，说明很多人患有这种疾病。如果在排便时出血，感觉有东西脱出肛门外，或肛门外有肿物疼痛，分泌物增加，就可能是得了痔。

内痔早期的症状主要是排便时出血，血量较多，有时点滴而下，有时如泉喷射，没有疼痛或其他不适。日久可以引起贫血，使人感到头晕、气短、乏力。

内痔到中期，排便后就会有痔核脱出肛门外。一般便后可以自己回纳到肛门内。

内痔发展到晚期，排便后痔核脱出不能回纳到肛门内，需要用手推回，或经过休息后才能回纳。严重时，咳嗽、用力、工作或劳动时都会脱出肛门外，经常因分泌物增加感到肛门湿润不适，内裤污染。如果因衣服的摩擦感染发炎就会肿痛起来，送不回肛内甚至出现坏死，这叫作内痔嵌顿。

中期到晚期的痔一般因表面逐渐纤维化，出血量减少，而以脱出为主。可以引起排便出血的疾病很多，如直肠癌、溃疡性结肠炎等，千万不要以为排便出血就是痔，买药自治而不去医院检查。临床上经常碰到直肠癌患者以为自己患的是痔疮，而延误治疗。

到底该如何判断自己是否患了痔呢？关键要看痔的四大特点：血、脱、痛、痒。①瘙痒。晚期内痔反复脱出，可引起肛门括约肌松弛和分泌物增多，致使肛缘周围经常潮湿不洁，出现瘙痒和湿疹，严重时还可引起摩擦痛和痒痛，内痔出血还可引起贫血、头晕、食欲减退、粪便干燥。②便血。这是内痔早期主要症状，有喷射状出血、点滴出血、厕纸染血等，血色鲜红，外痔不会引起出血。③脱出。这是中、晚期内痔主要症状，主要原因为内痔痔核结节增大，使黏膜及黏膜下层欲与肛层分离，排便时，内痔结节可下降到齿线以下，游离于肛管之外。④坠痛。这是痛性外痔的主要症状，内痔无炎症时不痛，坠痛常发生于内痔感染、嵌顿和绞窄性坏死，常导致剧烈的坠痛。

2.8 得了痔疮要做哪些检查？

有些病人痔疮病史较长，病情变化不大但是时有反复；有些病人由于客观原因造成就诊不便；还有的病人由于症状轻微或者没有明显自觉症状，认为“痔疮只是小毛病”，没有必要兴师动众到医院检查治疗，那么有没有办法首先在家里进行自我检查呢?

自我检查的第一步是观察大便的性状、便血的颜色。

自我检查的第二步采用蹲位照镜法，即在蹲位的基础上于肛门的垂直方向放置镜子，利用镜面反射观察病变情况，检查时注意采光条件。

当然，在条件允许的情况下，为了确诊病情，及时采取治疗措施，痔疮患者最好还是尽可能定期到专业医院进行检查。但是，有些患者在接受检查时，因为羞于给医生看肛门或是不知医生怎样检查而感到非常紧张。但大家都知道痔疮的检查是不得不看肛门的，所以患者应该调整好自己的心态。无论是医生还是患者都不要害羞，应该认真地进行检查。如果患者害羞或紧张就会增加检查的难度。

首先应知道行肛门检查时常采用的体位。

（1）侧卧位：是肛肠科检查及手术治疗时最为常见的体位，让患者向左或向右侧卧于检查床上，臀部靠近床边，上侧的髋膝关节各屈曲90度，向腹部靠近，下腿伸直，使肛门及臀部充分暴露。适用于年老体弱及重病的患者。

（2）截石位：患者仰卧，两腿分开放在腿架上，将臀部移到手术台边缘，使肛门充分暴露。适用于肛门直肠手术和痔术后大出血的处理。

（3）膝胸位：是外科疾病中最常见的检查体位，特别是做乙状结肠镜检查最为方便。但是由于此体位不能持久，因此对年老体弱及重病患者应酌情采用。患者跪伏在检查台上，两肘和胸部紧贴床铺，两膝屈起，臀部抬举，使肛门充分暴露。适用于检查直肠下部及直肠前部的病变。

（4）蹲位：患者蹲下做排便的姿势，用力增加腹压。适用于检查直肠脱垂，Ⅲ期内痔和直肠下段息肉。

（5）弯腰扶椅位：患者向前弯腰，双手扶椅，露出臀部。此种体位方便，不需要特殊设备，适用于团体检查。

选择合适的体位后，再进行肛门部的专科检查，这时医生一定要提前和患者沟通好，下一步该进行的操作及可能带来的不适，以便患者提前做好心理准备。

（1）视诊：病人采取膝胸位、左侧卧位或截石位。暴露肛门，用拇指轻柔肛门两侧后仔细观察。若为外痔，可看到肛缘隆起的痔或皮赘。内痔在脱出时方可看见。

（2）直肠指诊：轻度内痔不易摸到，较大内痔可在齿线上方摸到纵形皱褶和隆起的痔结节。血栓性外痔可触及质硬的卵圆形血栓，并有压痛。直肠指诊还有一个重要的临床意义，即排除直肠下端的肿物，如癌或息肉。

（3）肛门镜检查：是检查内痔的主要方法，可看清内痔的部位、大小和形态。同时还可鉴别直肠下端肿瘤和慢性结肠炎。

（4）吸引器检查：对中、晚期有痔脱出史者，可用吸引器将痔吸出肛门之外观察；也可在治疗中用吸引器将痔吸出肛外，以便于操作。

除了行肛门部的专科检查外，根据患者的具体情况还应做必要的其他检查，特别是需要做手术治疗的患者，更应该做常规检查，如红细胞、血色素、凝血功能、血沉、大小便常规及肝肾功能等检查，如在正常范围内方可做手术治疗，如超过或过低，则考虑暂缓手术或不宜手术，或经过一段时间治疗后复查属正常，还需稳定一段时间再考虑手术治疗。必要时还需做乙状结肠镜或电子结肠镜以排除其他疾病。

3."十人九痔"之说是怎么回事?

3.1 为什么有"十人九痔"之说?

平常总是听人说"十人九痔""十女十痔"或是"十男九痔"。这句话已传了几十年或是上百年了。从这些老话里，可以得出这样一个结论：痔疮的发病情况很严重，罹患此种疾病的人很多。

痔疮的发病率真有那么高吗？国内外的医务人员对此进行了一系列的调查。1977年，对全国29个省、市、自治区的76692人的普查资料表明，肛门直肠疾病的发病率为59.1%，痔占所有肛肠疾病发病率的87.25%，而其中又以内痔最为常见，考虑到当时城乡的发展情况，城镇与农村的差别虽然不如现在这样明显，但是这样的结果应该是有一定代表性的。即使痔疮发病率没有高到90%这样的数值，也说明了痔疮的高发病率。20世纪90年代，美国的痔疮发病率约为5%，英国的报道也不过是13.3%。造成这种差距的原因主要有以下几方面：1.由于对痔的定义认识不清，不少病人甚至医生常把众多的肛门部发生的症状都归属于痔疮，因而报告欠准确。2.以医院为基础的调查数据，无代表性。3.以社会团体为基础的调查多依靠调查登记表、口头访问或自我诊断的方法，误差大，不可信。4.有痔并非都有症状，据报道，临床诊断为痔者占21.6%，而肛门镜检则为86%或55%，如此高的阳性率，无疑是将无症状的痔也计算在内。

那么有些人会问，如何知道到怎样的程度才需要当作病治疗，哪些又没必要治疗呢？事实是，关于痔疮的诊断，在国外争论了几百年，最近20年才逐渐取得了共识，而在国内，通过大量的学术交流、研讨，最近对痔疮的诊断已与国外同仁趋同。目前国内外学者都认为，痔疮是人体的正常组织，无须诊治，只有当它们出现明显症状影响到日常生活质量时，才被认为是一种病理状态，这时才需要诊断和治疗。痔疮病人应该指那些有症状并给身体带来危害和痛苦的病人。

3.2 为什么有“十女十痔”之说?

“十女十痔”的说法是相对于“十男九痔”的说法而来的。这句话说明女性痔疮的发病率高于男性。据1979年全国性调查来看，女性痔疮的发病率约为67.7%，男性痔疮的发病率约为53.9%，以女性痔疮的发病率为高。为什么女性比男性更容易患痔疮？可以从女性特有的生理和女性生活环境等方面来分析。妇女在生活过程中，盆腔脏器受压迫和血流受阻的机会较多，不断造成骨盆器官充血和瘀滞，影响肛门部的血液回流，直肠受到压迫，使粪便通过受阻而致排便不畅。

女性的经期和孕产期容易患痔，其中孕产妇属于痔的高发人群。尤其是生过三胎以上的女性，痔疮的发病率高达80%。这是因为妊娠后可引起腹压增高，随着子宫逐渐增大，下腔静脉受压日渐加重，特别是胎位不正时，压迫更加明显，直接影响直肠下端、肛管静脉回流，致使痔静脉充血扩张，加上分娩时用力努挣，更加重痔静脉回流障碍，从而诱发痔。妊娠期孕激素水平增高，造成体内水钠潴留，血管扩张，这也是痔的诱发因素。另一方面，怀孕期一般活动较少，胃肠蠕动减慢，引起粪便干燥，排便困难，排便时干硬的粪便擦破痔黏膜而出血，甚至使原有的痔核脱出肛外引起嵌顿，造成肛门剧烈疼痛行走不便等一系列症状。

月经期妇女往往因失血而致粪便硬结，导致肛裂和痔。一些妇女在生育后都喜欢进食补益的食物，但这些食物性干热，加上产后较多形成便秘，都成为引发痔疮的重要因素。

妇女到了更年期，全身肌肉变得松弛无力，肛门功能下降。加之内分泌与神经功能失调，使人烦躁，有排便感而又不尽的感觉，造成频繁如厕的现象也是诱发痔疮的因素。

近年来，女性生活环境的改变也是痔发生的一个不可忽视的因素。职业女性在日常生活中难免久坐久站，尤其是工作压力大，精神处于高度紧张状态，排便习惯不好，形成习惯性便秘而影响肛肠健康。这一状况与现代女性的生活节奏快、在社会上承受的竞争压力越来越大、心理焦虑增加等因素有关。

除了月经、妊娠、职业的因素，现代女性的生活习惯对痔发病也有一定的影响。如进食少，摄入纤维不够而使排便不畅，或服用药物减肥致使腹泻等都会增加肛门负担，引发痔或使原有痔的症状加重。

3.3 为什么老年人容易患痔疮？

随着年龄的增长，人体肛门部的神经、血管、肌肉、韧带等已经松弛无力，极易罹患痔疮。肌肉韧带老化一方面导致括约肌的括约功能降低，另一方面也导致肛门直肠周围肌肉应有的对肛门直肠周围组织的固定支撑作用降低，直肠下端组织突出下移，导致痔的产生。老年人容易发生慢性便秘，血管对压力的耐受性差，罹患痔疮的概率就更大。另外，老年人因肛门括约肌等脏腑器官老化，功能降低，还应当防止脱肛发生。老年人罹患痔疮的特点：一是随着年龄的增大而发作；二是痔疮多以脱出为主。

3.4 为什么孕妇容易患痔疮或孕期痔疮症状会加重？

临床发现，女性在妊娠和分娩期间易患痔疮或已有痔疮的症状加重。女性之所以容易在妊娠和分娩期间患痔疮或痔疮症状加重，其原因主要有以下几个方面：

（1）随着胎儿的增大，增大的子宫压迫血管，导致静脉内的血液回流障碍。

（2）增大的子宫压迫肠管，导致排便障碍，使粪便变硬，排便用力增大，易擦破内痔黏膜导致出血或使增大的痔核脱出肛门外，甚至嵌顿。

（3）孕激素、松弛素等妊娠激素使盆腔血管扩张，动脉血流增加（约增加25%），同时骨盆内的脏器组织以及肛管直肠组织变脆或松弛，容易受伤或发炎。

（4）妊娠后饮食、生活等发生改变，活动减少，导致便秘和肛门直肠血流不畅。

既然妊娠期间产生痔是一种生理现象，是否就难以避免呢？其实不然，只要了解上述基本原因，及早采取一些有效的预防措施，是可以防止痔发生的。即使在妊娠期间发生了早期轻度的痔病，在妊娠后及时采取简易的保守治疗方法，痔病也是可以治愈的。

3.5 为什么婴幼儿也会患痔疮?

一般来说，婴幼儿和青少年很少得痔疮，但是在临床上仍可见到一些婴幼儿有痔疮，对此类患儿，一般认为多与先天性肛门松弛或直肠黏膜先天性下移有关。患儿得痔疮时，常常伴有其他症状，如大便干结呈羊屎状，或排便次数多，且稀溏。而年长幼儿则多伴有绕虫病等寄生虫病。

因此，可以确切地说，婴幼儿直肠肛门部黏膜弹性好，不易下移，加之局部血液循环好，本来不易导致静脉曲张而成痔。只有绕虫病、排便次数多而稀溏或大便干结，使肛门直肠部位血液循环障碍，静脉血管曲张，或使较脆弱的黏膜受到较大的刺激而下移时，才会造成痔。

对于婴幼儿痔疮，应慎重对待，大多数经过调整喂养方案或饮食结构，可使痔疮自然缓解，如此仍不能恢复正常的患儿，可以对症用药，解除病因，再用中药外敷。对经过各种疗法仍不能好转者，可考虑手术治疗。但是，手术时应采取姑息疗法，解除痛苦即可，以免术中对幼儿造成较大创伤，影响其发育及肛门的功能。

3.6 为什么久坐久立之人容易患痔疮?

在日常生活中，我们经常能听到或是碰到从事某些特殊职业的人容易罹患痔疮。比如说，超市的收银员、银行职员、商场的营业员等等。我们容易发现他们的职业有一个共同特点，即需要长时间地坐或立。从职业看，汽车司机、理发师、售货员、民警等发病率最高，为81.7%，其次为干部，为71.5%，工人为70.3%，农民为62%，军人为32.6%，学生为19.2%。明代《外科正宗》（1617年）就提出“因久坐而血脉不行……以致浊气瘀血流注肛门，俱能发痔”的见解。久站、久坐、长期行走，都会使人体长期处于一种固定的姿态，从而影响血液循环，盆腔内血液淤积，使痔静脉充血、曲张、隆起，则导致肛肠病发病机会增多。经常变换体位的工作者，活泼好动的青年，常用多种体位劳动的农民，因其血液循环障碍少，肛肠局部不易充血，所以发病者少。

3.7 为什么肝硬化患者容易患痔疮?

肝硬化是一种以肝组织弥漫性纤维化、假小叶和再生结节形成为特征的慢性肝病。在临床上，晚期的肝硬化患者常出现消化道出血、肝性脑病、继发感染等严重并发症，还有的患者会出现痔疮。那么，肝硬化患者出现痔疮是怎么回事呢?

通常情况下，肝硬化起病隐匿，病程发展缓慢。目前临床上将肝硬化的发展过程分为肝功能代偿期和肝功能失代偿期。在肝功能代偿期，由于肝损害较轻，患者多表现出乏力、食欲减退等症状。此症状虽可因劳累等原因加重，但经休息或一般治疗后可以缓解。而在肝功能失代偿期，由于肝细胞被破坏的程度较重，肝脏无法正常工作。这种情况在医学上被称为肝功能减退。另外，在这一时期，门静脉系统的阻力增加、门静脉的血流量增多，可导致门静脉高压症。有门静脉高压症的患者在临床上可表现为脾肿大、腹水、侧支循环通道的建立和开放。在这些侧支循环通道中主要的通道有三条：一是门静脉系的胃冠状静脉与腔静脉系的食管静脉、肋间静脉、奇静脉等之间开放沟通后所形成的通道。二是脐静脉与副脐静脉、腹壁静脉之间开放沟通后形成的通道。三是门静脉系的直肠上静脉与下腔静脉系的直肠中、下静脉之间开放沟通后形成的通道。这第三条侧支循环通道的建立和开放，可引起肛门痔静脉的扩张，当扩张到一定程度时就可能导致患者出现痔疮。时间久了痔疮对身体的危害也会变得越来越大，所以说对于肝硬化患者来说，坚持早期正规有效的治疗就变得十分有必要。

3.8 大便异常与痔疮形成有关吗?

大便异常包括便秘和腹泻，便秘和腹泻均能引起痔疮的发生。

便秘就是大便干结，不能按时排便，致使大便长期滞留于直肠内。便秘，特别是顽固性便秘，可产生以下后果：一是由于解剖上的原因直肠静脉中缺乏静脉瓣，直肠黏膜下的动、静脉又处于不同高度，穿过肌层时容易受粪便压迫，均可影响血液回流，因此容易形成痔或促使痔发展。二是便秘时大便干结，排便时间延长，可使腹压增高，肛门直肠部充血，直肠静脉曲张，肛门括约肌松弛，直肠黏膜与肌层甚至脱出，肛管随粪便下移，容易形成痔。

便秘形成的原因是多方面的，可由疾病引起，如先天性巨结肠症等，必须去除病因，方可消除便秘。而最常见的原因，还是生活习惯不良。长期任意延迟排便，忽视定时排便，使本来正常的排便反射遭到干扰，致使直肠对粪便压力刺激的敏感性降低，粪便滞留于直肠而不能及时产生排便反射，从而造成便秘。所以，养成良好的生活习惯，生活规律，饮食定量定时，不偏食，特别是养成每日1次定时排便的习惯，形成一个良好的排便条件反射，是防止便秘的关键所在。

腹泻是大便次数增多及大便质稀的一种综合征。经常腹泻的人容易患痔疮。其原因如下：一是腹泻使腹压增高，肛门直肠充血，直肠静脉曲张，肛门括约肌松弛；大便次数多，时间长，可使直肠黏膜与肌层分离而易形成痔。二是长期腹泻，直肠存在炎症，也会涉及肛隐窝而发生肛窦炎、肛腺感染及肛门直肠周围脓肿等，可引起直肠下部周围组织发炎，痔静脉丛发生静脉周围炎、静脉炎，导致血管管壁脆化，继发血管扩张充血，引起或加重了痔。

发生腹泻的原因很多，最常见的是消化道炎症，特别是结肠炎引起的慢性腹泻。所以，防止腹泻的关键就是防止肠道感染，预防肠道感染首先必须注意饮食卫生。一旦发生了肠道感染，如肠炎、痢疾等，则应及时彻底治愈，以免急性炎症转为慢性炎症，这都是预防腹泻引起痔的重要途径。

4. 痔疮也可能致命——痔疮需要与哪些疾病进行鉴别？

4.1 痔疮会造成贫血吗？

痔疮的最主要症状之一就是便血。一般来说，内痔较少引起贫血，但是在临床上还是可以看见一些内痔病人气短乏力，面色苍白或萎黄，睑结膜苍白，显现明显的贫血症状。这些病人经仔细检查，都能予以确诊，明确为内痔引起的贫血。众所周知，痔是静脉丛发生扩张、屈曲、隆起所致，若内痔伴有痔核黏膜糜烂，糜烂较重部位正好有小动脉时，大便时会形成喷射状出血，且量多，久之则可引起贫血。若黏膜糜烂较重，加之病人长期大便干燥，反复擦伤糜烂之黏膜，便可引起慢性出血，日久也能引起贫血。对此，《千金翼方》指出："诸痔去血过多，气息，下不食，或腹痛引下部。"不仅总结了痔疮致贫血的症状，并且肯定了痔疮出血的确能引起贫血。

4.2 怎么区分痔疮与直肠癌？

痔，是一种比较常见的疾病。它通常所表现的症状就是排便时有肿物脱出肛外，排便后可以自行回纳，或用手可以推回，晚期则不能回纳。或是排便时手纸上有血丝或血迹，有时可有颜色鲜艳的血滴入或喷入便池，有的以上两种情况均有。直肠癌指发生于直肠的恶性肿瘤，由于其距肛门较近，常常也表现为排便滴血，只有当肿块朝肠腔内生长，且长到很大时，才会出现梗阻症状，因此早期单从症状上来看，很容易与痔相混杂，也很难区分。因此，教会患者如何区分就显得至关重要了。

（1）痔可以发生在任何年龄的人身上，而直肠癌的患者多是中年人或老年人。

（2）痔常不会引起排便困难，尤其是粪便变细，即使是痔核脱出嵌顿，也只表现为短期的因排便疼痛而不愿用力排便，一旦水肿及炎症消退，立即可恢复正常。而直肠癌患者，早期即可出现排便困难，粪便变细，伴有腹部膨胀，阵发性腹痛，有时甚至可感到肠子的叫鸣音，症状一旦出现，一般不会自行缓解，且常呈现进行性加重。

（3）痔患者的便血是因排便时擦伤黏膜，血液多数是随着粪便排出后滴下来，因此与粪便不相混和，更没有黏液存在。而直肠癌患者的粪便则常混有血液、黏液和脓液，而且排便习惯会明显改变。排便的次数增多，还伴有里急后重的感觉。若用药后腹泻仍不能收敛，便应该特别留意了。

（4）用手指伸入肛门内检查是一种最有效的方法。因为大部分的痔和直肠癌都是发生于手指可以触及的部位。如果将手指由肛门伸入触之，感到内部有一些凸起的小粒则为痔。感到肠内有菜花状硬块或边缘隆起、中央凹陷的溃疡，并发现肠腔狭窄得仅能容纳一个手指。检查后指套上沾有血液、黏液和脓液者，则极有可能患上了直肠癌，应尽快求诊，以免错过最佳的诊治时机。

一旦发现自己有上述不同于痔的表现时就应及时去医院就诊，接受相关检查，千万不要因为怕痛或以前有痔而放弃检查，使直肠癌这一杀手漏网。最后说一点，直肠癌经过正规治疗，尤其是早期的直肠癌，5年生存率可达80%以上。凡30岁以上的患者有未明原因的便血或排便带脓血，须警惕为直肠癌；如有进行性贫血、消瘦等，则往往是直肠癌晚期的现象。结肠镜检查可直接观察到病灶，并可在直视下取活检，为准确的治疗提供可靠的依据。有便血症状的患者要有自我保护意识，如果经过正规的痔治疗后症状仍存在或进一步加重，一定要做肠镜检查，以便得到正确的诊断和治疗。

4.3 怎么区分痔疮与直肠息肉?

痔疮和直肠息肉均可见大便带鲜血，均有肿物脱出肛门之外，这是它们的共同特点，但是，直肠息肉一般是儿童多见，而痔疮多见于成年或老年人，且直肠息肉出血量一般较痔疮少，脱出物为圆形带蒂肿物。

如果在大便后发现孩子的肛门部或粪便上有血，并且看到有一个红色圆形小瘤脱在肛门外，这种小瘤很可能就是直肠息肉。小儿直肠息肉是由慢性炎症的刺激，或先天性因素和遗传因素所引起，大多为良性，家长发现时应及时把它推回，以免长时间裸露在肛门外引起出血、感染、坏死，并尽早请医师给予治疗。小儿直肠息肉大多为单发、位置较低，治疗并不困难，也无痛苦；如果是高位的或多发的息肉，治疗上就有一定的难度。需要提醒的是，家长不要随便去拉脱出的息肉，也不能让患儿自己去拉，以免断裂后出血不止。

4.4 怎么区分痔疮与肛乳头瘤?

痔疮与肛乳头瘤的共同特点是大便时肛门内均有肿物外脱，或者是在肛门内可以触及肿物。而肛乳头瘤位于齿状线，表面为肛管上皮，常呈锥形，质较硬，灰白色，不常出血，有刺痛或触痛。

4.5 怎么区分痔疮与肛裂?

肛裂以肛管皮肤裂口、肛管溃疡、难以愈合为主要表现。痔则是由于肛门周围静脉曲张、静脉血管团及直肠下端黏膜滑动而形成的。

共同点：肛裂多数伴有哨兵痔，特别是陈旧性肛裂，常伴有外痔或同时伴有内痔。陈旧性肛裂与痔的肛门外观表现多相同。

不同点：①肛裂以疼痛为主，痔以出血为主，只有外痔发炎肿胀时，痔才会剧痛。②肛裂均可见肛裂皮肤裂开，而痔则无，在肛门指诊时，即可确定。肛裂者多不可行肛门指诊，或者肛门镜检查。③肛裂多伴有肛乳头肥大、肛乳头瘤，而痔则不伴有肛乳头肥大或肛乳头瘤。④肛裂者，肛门外观可见狭窄，而痔病患者则多见内痔脱出、外翻。

4.6 怎么区分痔疮与脱肛？

人们通常认为肛门有脱出物者就是脱肛，这是不全面的。脱肛指直肠甚至部分乙状结肠黏膜向外翻出而脱出于肛门之外，常由直肠周围筋膜韧带及肌肉松弛而引起，多与先天性发育不良有关。此外，长期腹内压增高，如慢性腹泻、长期便秘等都是促使直肠黏膜脱出的重要因素。而痔脱出是重型内痔在排便时随粪便而脱出的。

脱肛脱出呈放射状有环状皱襞，颜色鲜红，质软，容易回纳，无分界线、无痛、无蒂，多见于儿童或老年人。内痔脱出不论单个或多个常与曲张静脉同时脱垂，质地较硬，分界清楚，严重的常不易回纳，且有灼痛等症状。

重型内痔反复脱出常使直肠黏膜下坠而脱离肠肌，引起直肠黏膜随内痔脱出于肛门之外，久之，痔脱出可并发脱肛。由此可见，痔与脱肛两者既是有区别又有密切联系的。因此，早期彻底治疗重型内痔，防止内痔脱出而引起直肠黏膜脱出，是预防脱肛的重要措施之一。

4.7 怎么区分痔疮出血与消化道出血？

内痔生长于肛门部位的齿线上，因而便时常常出血，且血色鲜红；而消化道出血，是由感染或其他原因引起的炎症所致，血中常伴有其他分泌物，且血色紫暗。内痔所致便血，血在粪便表面，时有滴沥，或喷射而出；而肠道炎症，则是粪便、分泌物、紫暗血迹混杂于一起。内痔出血较多时，可继发贫血，而肠道炎症引起的便血，则不会引起贫血，但其常伴有肠道炎症的固有症状。二者在临床中不难区分。

4.8 痔疮不及时治疗会对哪些疾病有影响?

痔疮从其疾病性质来看，并非属于恶性病，临床表现也仅仅是排便时出血，肛门口块状物脱出、肛门水肿、肛门疼痛等。但应注意的是，痔疮不及时治疗引起的并发症有时也会产生严重的后果。

痔疮的主要严重并发症有以下几个方面。

（1）贫血。痔疮最主要的症状之一是便血，大便时反复多次的出血，会使体内丢失大量的铁，引起缺铁性贫血。这是因为在正常情况下铁的吸收和排泄保持平衡状态，铁的丧失量很微小，正常成年男子每天铁的丧失量不超过2毫克，而便血的患者，若每天失血量超过6～8毫克则丢失铁3～4毫克以上。正常人体男性含铁总量约为50毫克/千克体重，女性约为35毫克/千克体重，若长期便血，丢失大量的铁，使体内含铁总量低于正常，能引起缺铁性贫血。

因痔疮出血而导致的缺铁性贫血一般发展缓慢，早期可以没有症状或症状轻微，贫血较重或进展较快时，则会出现面色苍白、倦怠乏力、食欲不振、心悸、心率加快和体力活动后气促、水肿等，一些病人可出现神经系统症状，如易激动、兴奋、烦躁等。以上这些症状均可通过治疗痔疮纠正贫血后消失。因此若发现患有痔疮，应尽早治疗，以免出现上述症状而使治疗复杂化。

（2）坏死。痔疮的另一个主要症状是内痔脱出。脱出于肛门外的内痔，受到括约肌的夹持，静脉回流受阻，而动脉血仍不断输入，使痔核体积不断增大，直至动脉血管被压闭，形成血栓，出现痔核变硬、疼痛，难于复送回肛门内。当痔核脱出不能送回时，称为嵌顿痔，又称“绞窄性内痔”。长时间的痔核嵌顿，痔核脱出于肛门外，由于局部水肿、缺血不断加重，使局部代谢产物积聚，进一步加重了肛门局部水肿，加重了痔核的嵌顿，这是一种恶性循环，最终会出现坏死。国外曾有报道：痔核内的血栓向上扩散，若坏死扩展到直肠壁，会引起盆腔内严重的脓毒血症。此种情况虽属少见，但必须引起临床医师的高度重视。

（3）感染。痔核嵌顿后可能会出现不同程度的感染。病人出现里急后重、肛门坠胀明显等症状，此时感染多局限在肛门部分，如果治疗不当，强力复位，容易引起感染扩散，引起黏膜下、肛周多间隙脓肿。若脱落的细菌栓子沿静脉上行，加上抗生素使用不当或未使用任何抗菌药物，则会形成门静脉菌血症，甚至发生脓毒血症，亦可形成肝脓肿。国外曾有报道因痔核嵌顿伴发的致死性门静脉败血症。

总之，痔疮对人体有诸多危害，应引起广大临床工作者的重视，但痔疮病人也不必过于紧张，只要能早期治疗和及时处理，均可避免以上严重并发症的发生。

5. 痔疮的治疗方法有哪些？

5.1 治疗痔疮的口服药物有哪些？

利用口服药物治疗痔疮的方法，在中医上称作内治法。中医对痔疮的治疗强调整体观念，辨证论治，即在辨证论治的基础上，针对不同的病因、病理、病位，不同的体质、年龄，进行不同的治疗。中医根据痔疮多属于湿热风燥火邪，伤脉动血，以致气血瘀滞，结而成块的病机，采用泻火凉血、清热润燥、祛风除湿、益气养血固脱的具体治疗原则。许多治疗痔疮的单方、验方，有很好的疗效，可辨证选用。常用药物有地榆槐角丸等。市场上治疗痔疮的口服西药也不少，如消脱止-M。痔康舒口服液是痔疮用药中唯一一种口服制液。

（1）消痔片

功效：清热解毒、活血化瘀、软坚散结、止血消肿止痛。

适应症：用于内痔、外痔、混合痔。

（2）痔疮止血颗粒

功效：清解湿热，凉血止血。

适应症：用于痔疮少量出血。

（3）消肿痔疮胶囊

功效：清热解毒，凉血止痛，祛风止痛。

适应症：用于痔疮、肛裂。

（4）地榆槐角丸

功效：疏风润燥，凉血泻热。

适应症：用于痔疮便血，发炎肿痛。

（5）消肿痔疮片

功效：清热凉血，消肿止痛。

适应症：用于内痔出血，外痔肿痛。消肿痔疮片是治疗内痔出血、外痔肿痛的一种纯中药制剂。

（6）化痔灵片

功效：凉血，收敛，消炎。

适应症：用于内、外痔疮。

（7）痔炎消胶囊

功效：清热解毒，润肠通便，止血，止痛，消肿。

适应症：用于痔疮发炎肿痛、肛裂疼痛及痔疮手术后大便困难、便血及老年人便秘。

（8）消脱止-M

功效：治疗软组织损伤肿胀，促进静脉回流。

适应症：各期内痔、混合痔、炎性外痔、血栓性外痔等各种类型痔引起的出血、脱出、疼痛、肿胀、瘙痒等。也用于痔手术肿胀、疼痛的治疗。

（9）消痔丸

功效：消肿生肌，清热润便，止血止痛。

适应症：用于痔疮肿痛、便秘出血、脱肛不收等症。

（10）痔消炎冲剂

功效：清热润肠通便，解毒消炎。

适应症：痔疮发炎肿痛、便秘、肛裂及痔疮手术后大便困难、便血等症。

（11）痔疮片

功效：清热解毒，凉血止痛，破瘀消肿。

适应症：用于各种痔疮、肛门感染、肛裂、大便秘结等症。

（12）化痔丸

功效：清热解毒，凉血止血。

适应症：用于内痔便血，外痔、混合痔肿痛。

（13）痔康片

功效：凉血止血，消肿止痛，润肠通便，清热泻火。

适应症：各期内痔出血、肛门肿痛、下坠感。

（14）地奥司明片

功效：在静脉系统，降低静脉扩张性和静脉血淤滞；在微循环系统，使毛细血管壁渗透能力正常化并增强其抵抗性。

适应症：治疗急性痔发作有关的各种症状。

（15）迈之灵片

功效：降低血管通透性；增加静脉回流，减轻静脉瘀血症状；增加血管弹性；增加血管张力，拮抗氧自由基损伤。

适应症：痔静脉曲张引起的内、外痔急性发作症状。如：肛门潮湿、瘙痒、出血、疼痛等。

5.2 痔疮的外治方法有哪些？

痔疮的治疗，过去无论中医、西医或是中西医结合治疗，结果都停留在症状的控制上。近年来痔疮的治疗方法有：

（1）红外线凝固疗法：对于Ⅰ、Ⅱ度内痔，通过红外线照射，使痔块发生纤维增生，硬化萎缩。临床治疗证明，此项技术复发率高。

（2）传统的中药内服、熏洗、外敷疗法：在这三种不同的治疗方法中，每种疗法均可单独使用，也可两种、三种治疗方法合用。采取“手术 + 中药”的治疗方法，对清除病灶、消除术后并发症有着非常有效的效果，已成为治疗肛肠疾病的一大特色。

（3）电子痔疮治疗仪治疗：痔疮治疗仪对痔核产生电解、电凝、电灼作用，阻断病灶组织血液循环，导致痔核萎缩。此种治疗对痔的治疗也有局限性。

（4）痔外剥内扎术：适应于Ⅱ ~ Ⅳ度痔的手术治疗，方法是钳住痔核外牵，肛缘皮肤作梭形切口，钝性剥至痔核根部，上钳后缝扎，切除痔核。

（5）多普勒引导痔动脉结扎术：多普勒引导痔动脉结扎是一种微创外科技术，可用于治疗痔疮症状。通过它的直肠肛门修复（受体）可改善患者重大脱垂症状。此法复发率高。

（6）注射疗法：硬化注射疗法，具有疗效好、患者痛苦少、副作用小等优点，能够在短时间内安全地完成注射。研究结果提示，中药局部注射可以通过使痔血管硬化萎缩，改变痔血管血流动力学而达到治本的目的。采用消痔灵注射液在痔核黏膜层与黏膜下层之间注射，有效率为100%。

（7）RPH术：RPH痔疮自动套扎术（RPH）是由祖国中医传统结扎疗法发展而来，此法是通过特制的自动痔疮套扎器在齿状线上方1.5～3cm的适当位置将特制的胶圈套于痔或痔上黏膜的基底部，通过胶圈的紧缩、绞勒阻断痔疮的血供或减少静脉倒流，减少痔的充血肥大或血流瘀滞，使之产生缺血、萎缩、坏死，套扎组织逐渐脱落，创面组织修复而愈。这是目前非手术治疗中疗效最好的治疗方法之一。RPH的套扎方法有两种，即"痔块基底套扎法"和"痔上黏膜套扎法"。前者是直接套扎痔块基底部的黏膜（位于齿状线上约1.0cm，相当于痔块上缘）；后者是套扎痔块上方的直肠黏膜（位于齿状线上方3～4cm处）。对于轻、中度痔疮，一般采用痔块基底套扎法即可；而对于重度痔疮，将痔块基底套扎法与痔上黏膜套扎法联合起来使用效果更好。痔块基底套扎法与痔上黏膜套扎法有两种联合模式：①串联式套扎法，即在痔块基底部（齿状线上1.0cm）套扎一个点，在其正上方（齿状线上3～4cm）再套扎一个点；②倒三角套扎法，即在痔块基底部套扎一个点，在其上方成等腰三角形的地方再套扎两个点；③此外还有双串联套扎法、三串联套扎法、套扎＋注射法等。

（8）TST术：选择性痔上黏膜切除吻合术（TST），该术式为国内学者王业皇教授所首创，是在PPH术式基础上发展起来的一种新型技术。

TST术是在继承PPH术“悬吊”“断流”“减积”的基础上，采用只纠正痔病变部位病理生理结构改变的方式，保留了正常的黏膜桥，从而减少了术后并发症的发生，有效预防吻合口狭窄；同时，减少了植入钛钉的数量，可降低肛门的不适感，维护了肛门的精细功能，较PPH术更符合当代痔手术微创化的理念。

5.3 治疗痔疮的常用外用药物有哪些?

外用药物包括栓剂、软膏与乳膏剂、贴剂、气雾剂等，以栓剂为主导剂型。栓剂有止血、止痛、收敛、消炎等作用，对全身症状和直肠炎也有治疗作用，可作为一种较简便易行、可靠的保守疗法。痔疮术后用药，也常常用到栓剂。外用药物比口服药物疗效更好，这是由于直肠局部给药直接作用于痔局部，发挥作用快，药物经直肠吸收后，可直接进入大循环而不经过肝脏解毒。这样既减少了肝脏对药物的破坏，又减少了药物对肝脏的刺激。同时，直肠给药可避免胃酸和消化道酶对药物的破坏，也避免了药物对胃黏膜的刺激。因此，栓剂的应用正日趋广泛。常用的栓剂有很多种，如洗必泰痔疮栓、马应龙痔疮栓、化痔栓、太宁栓、红霉素栓、消炎痛栓等。使用痔疮膏时，将药物直接涂敷于患处，适用于痔核脱出、肿痛不适，或因分泌物过多而引起的肛门瘙痒，或术后出血及遗留创面等。

（1）马应龙麝香痔疮膏

本品由麝香、牛黄、珍珠、琥珀、硼砂、冰片、炉甘石等中药组成，有清热解毒、消肿止痛、止血生肌之效。具有抑菌、抗炎、镇痛等药理效应，对各类痔疮和肛裂、肛周湿疹等有较好疗效。近年来，该膏的应用范围得到了进一步拓展，用于治疗肛肠科的痔疮、肛裂。

（2）复方片仔癀痔疮软膏

功能主治：清热解毒，散瘀镇痛，止血消痔。用于内、外痔，混合痔。复方片仔癀痔疮软膏为浅棕黄色的软膏，气香，有清凉感。主要由片仔癀、珍珠粉、琥珀、冰片所组成。总的来说，复方片仔癀痔疮软膏在治疗痔疮的效果是很好的。

（3）痔疮外洗药

由防风、甘草、花椒、黄连、芒硝、五倍子、鱼腥草组成。适应症：祛毒止痒，消肿止痛。用于痔疮漏疮，肛门痛痒，坚硬肿胀，溃流脓血。

（4）麝香痔疮栓

功效：消肿生肌。用于大肠热盛所致的大便出血、血色鲜红、肛门灼热疼痛；各类痔疮和肛裂见上述证候者。

（5）云南白药痔疮膏

功效：止血生肌。适用于痔Ⅰ、Ⅱ、Ⅲ期及其混合痔之便血、痔黏膜改变，炎性外痔之红肿及痔疮之肛门肿痛等。

（6）熊胆痔疮膏

功效：清热解毒，收湿敛疮。用于痔疮痛痒、肛门破裂、红肿流水。

（7）复方消痔栓

功效：收敛止血。用于治疗各期内痔出血，可作为治疗痔疮的辅助药物。

（8）马应龙麝香痔疮栓

功效：清热解毒，活血化瘀，去腐生肌。适用于治疗内痔、外痔、混合痔、肛裂、肛周湿疹。注意事项：孕妇应慎用或遵医嘱。

（9）麝香消痔栓

功效：消炎、止血、止痛、收敛生肌。适用于内痔、外痔、混合痔、肛裂。

（10）化痔栓

功效：止血、止痛、消炎、解毒及收敛。适用于内痔、外痔、混合痔。

（11）洗必泰痔疮栓

功效：适用于内痔、外痔、混合痔、肛裂、直肠炎等肛肠疾病。

（12）痔疮软膏

功效：消炎、止血、止痛、解毒及收敛。适用于痔疮发炎、内痔、外痔、混合痔、肛裂等。

（13）痔息栓

功效：止血、止痛、消炎、消肿，促进伤口愈合，并能改善肛周静脉循环。

（14）复方荆芥熏洗剂

功效：祛风燥湿、活血消肿止痛。适用于痔疮发炎、血栓外痔、内痔脱出嵌顿、肛裂、肛周脓肿等。

（15）九华痔疮栓

功效：消炎消肿，止血止痛。适用于内痔、外痔、混合痔、肛裂等。

（16）参黄洗液

功效：清热解毒、消肿止痛。适用于肛门痒、瘘、裂、痛以及术后肿痛。

（17）双氯芬酸钠栓剂

功效：消炎镇痛，适用于肛门坠胀及肛门疼痛。

5.4 痔疮的治疗原则有哪些？

1.一般痔疮达到三期我们就会考虑手术治疗，痔脱垂合并有水肿及感染者，一般给予非手术疗法治疗，保持大便通畅，排便后热水坐浴。全身应用抗生素治疗，必要时给予镇静剂或镇痛药，待炎症消退后，再选择手术治疗。

2.妊娠患者应以非手术疗法为主。孕妇由于胎儿的挤压，回流不好，有时候痔疮会越来越严重，但是我们一般都不会考虑手术治疗，而是保守治疗。还有一些传染病患者我们不会予以手术治疗。对于年纪较大的患者或者基础疾病较多的患者，我们也会采取保守治疗。

3.治疗后应矫正便秘习惯，减少复发。

5.5 没有症状的痔疮需要治疗吗?

很多人一听到痔疮，就认为需要治疗，可是真的需要治疗吗？痔疮到底是怎么来的？现代医学认为痔疮就是肛垫，是人体的正常解剖结构，它就像水龙头里面的垫圈一样，肛垫发挥着控制大便的作用，是对人体有益的组织结构，不应轻易的切除或者破坏，否则可能导致一些不良后果，比如漏气、漏便等，尤其是对部分肛门括约肌已经比较松弛的老年患者。当肛垫病理性肥大、移位及肛周皮下血管丛血流瘀滞形成的团块直至引起临床症状，此时称为痔病。但由于多年的习惯，目前临床上痔病的诊断仍多沿用痔疮这一诊断。至此，大家明白，不是有痔就要治疗。只有痔疮发展到出现临床病变如出血、脱出、疼痛等明显症状，影响生活时才有必要考虑药物或者硬化剂注射治疗，当逐步发展到痔体反复脱出或者出血疼痛时可考虑行手术治疗。但是需要提醒大家的是，目前直肠癌的发病率越来越高，直肠癌的早期症状和痔疮很相似，如便血、肛门坠胀不适等。因此我们建议，有机会还是去专科门诊进行相关检查，排除直肠癌等疾病，以免耽误病情。

5.6 痔疮都需要手术治疗吗?

痔疮都需要手术吗？当然这个是不一定的。在医生眼中，不是所有的痔疮都需要手术治疗，对于混合痔或者环状混合痔、脱垂性或重度内痔、重度血栓外痔、嵌顿痔、急性内痔感染、严重的内痔出血或者有大出血倾向的病人，医生一般都会考虑手术治疗。没有症状的痔便是“血管性肛管垫子”，是每个人都应有的正常解剖结构，不同个体间的区别仅是此血管垫的厚薄不同。这就如同人的口唇虽然厚薄不同，但都是正常的一样，肛管“血管垫”虽然变厚，只要没有造成不适，就不能视为异常。只有这种“血管垫”充血增厚造成出血和脱垂时，才被认为是疾病状态，称为痔病，才需要手术治疗。

5.7 痔疮的硬化注射疗法是什么？

硬化剂注射疗法主要是通过在痔疮周围注射硬化剂来控制出血或脱垂症状。在各种硬化剂中，使用最多的是消痔灵。注射5天后，痔疮内便开始有血栓形成，黏膜下的纤维组织开始增生，2~3周出现组织硬化。这种变化一方面可使得痔血管周围的纤维组织收缩，压迫扩张的痔血管，使痔疮萎缩。另一方面也使得黏膜下组织收缩变硬，痔疮及其根部更牢固的附于肠壁上，从而减轻或消除脱垂症状。一般在注射后两周左右即可触及痔疮缩小或者消失，并能触及硬化后形成的硬结，说明内痔已经治愈。

5.8 哪些痔疮适合硬化注射疗法？

（1）以出血为主要症状的一期内痔采用此方法效果最好，这是首选的治疗方法。一般注射后会立即起到止血作用。

（2）以出血和脱垂为主的二期内痔也能采用硬化治疗，效果良好，可同时控制出血及脱垂症状。但对注射技术的要求也较高。

（3）三期内痔或者混合痔的内痔部分如无嵌顿或者绞窄情况，也可以采用本方法控制症状，但难以完全治愈，此类病人一般病情较重，加之合并其他疾病，其他手术方式风险太大，此类痔疮有时需要多次才能较好地控制症状。有些内痔反复脱出，使黏膜下产生大量纤维组织，痔疮本身已经变硬，硬化剂注射效果不好。

（4）手术后再度脱出或者脱垂者。

（5）外痔和混合痔外痔部分绝对禁止采用此方法治疗。内痔合并肛裂、肛瘘或直肠癌时也不宜使用此法。

5.9 痔疮的胶圈套扎疗法是什么？

胶圈套扎治疗痔疮的原理是通过器械将小型胶圈套入痔疮的根部，

利用胶圈的弹性对痔疮进行机械性压榨，阻断其血液循环，使之产生缺血性坏死，萎缩，脱落，从而达到控制出血、防止脱垂的目的。这种方法适用于各期各型内痔以及混合痔的内痔部分，对于脱垂为主要症状的二期、三期内痔病人尤为适用。但是不能用于外痔或者有肿胀、坏死、化脓、破溃的内痔。

胶圈套扎疗法是一种较彻底的治疗方法。术后痊愈率较高，只要套扎位置、范围恰当，可以做到术后无痛，很少感染或出血。操作简单迅速。术前病人无须做特殊准备。缺点是痔疮的根治程度较手术差一些，偶于术后产生疼痛、肛门水肿及出血等情况。

痔疮套扎后肛门内有酸胀感或轻微的疼痛应属于正常情况，一般不影响日常生活，1~3天多可自行消失。但疼痛伴有以下情况特征时应引起病人的注意，及时就医检查。

（1）套扎时就出现明显疼痛，并持续存在，不断加重，难以忍受。

（2）疼痛伴有肛缘的肿胀或血栓形成。

（3）疼痛伴有黏液血便或者发热。

上述情况出现的原因包括：痔疮套扎累及齿状线皮肤，使皮肤发生坏死；一次套扎痔疮数量过多引起肛管肿胀；套扎痔疮脱出嵌顿或继发感染化脓。这些疼痛持续时间长，程度重，多需进一步治疗。可根据不同情况作出不同的处理。热水坐浴是缓解肛门疼痛刺激的有效方法。如系套扎时累及皮肤，则需医生在套扎胶圈处将套入的皮肤剪开，以消除肿胀，多可使疼痛缓解。无法还纳的痔疮有时还需要在麻醉下塞回肛门。继发感染者应及时将脓液排除。可服用去痛片等药物控制疼痛，但必须在医生的指导下使用。

有时套扎的胶圈虽然已经造成痔疮坏死，但是未将痔疮根部的血管完全闭塞，坏死的痔疮脱落时，痔疮根部就可能出血。这是本方法的缺点之一。出血一般发生在术后1~2周内，也可短至术后3天。出血量一般不会太多，且多能自动停止，故不需要特殊治疗。但也有少数病人肛门大量出血，多系痔疮内动脉未完全闭塞所致。出现这种情况时病人应立即就医。此并发症的治疗关键在于预防，如在痔疮套扎的同时，可在其根部注射少量硬化剂。这样，当痔疮脱落时，其断端的血管已经硬化闭塞，出血就会避免或减轻。

5.10 痔疮的手术方法有哪些？

（1）痔上黏膜环切术（PPH），也就是老百姓口中所说的微创手术，可将痔疮的发作根治性切除，这种手术方式创面小，愈合时间短，痛苦小，大大减少了痔疮的复发率。

（2）注射疗法

内痔注射疗法适用于一、二、三期内痔，及内痔兼有贫血者，混合痔的内痔部分；对于外痔及有手术禁忌症的患者不宜采用。常用药物包括消痔灵注射液、5%鱼肝油酸钠及5%盐酸奎宁等。国内最常见的注射剂为消痔灵注射液，采用中医“酸可收敛，涩可止脱”的治法，机制为注射后局部发生无菌性炎症反应，使局部纤维化粘连固定，阻断部分血供，痔核缩小。目前注射疗法多作为混合痔手术中的辅助治疗。采用外剥内扎结合消痔灵注射术细微操作治疗环状混合痔，一方面在消痔灵收敛固摄的作用下，脱出的内痔及松弛的黏膜会向上收缩，内痔向上紧缩牵拉方向显著，利于对环状混合痔的整体外观把握，另一方面，消痔灵注射液闭塞直肠上动脉终末分支及内痔部分血供，在行外剥内扎时可减少出血。

（3）多普勒引导痔动脉结扎术：多普勒引导痔动脉结扎（dghal）是一种微创外科技术，可用于治疗痔疮症状。通过它的直肠肛门修复（受体）可改善患者重大脱垂症状，此法复发率高。

（4）痔外剥内扎术：适应于Ⅱ～Ⅳ度痔的手术治疗，方法是钳住痔核外牵，肛缘皮肤作梭形切口，钝性剥至痔核根部，上钳后缝扎，切除痔核。

（5）选择性痔上黏膜切除吻合术（TST）

该术式为国内学者王业皇教授所首创，是在PPH术式基础上发展起来的一种新型技术。TST术是在继承PPH术“悬吊”“断流”“减积”的基础上，采用只纠正痔病变部位病理生理结构改变的方式，保留了正常的黏膜桥，从而减少了术后并发症的发生，有效预防吻合口狭窄；同时，减少了植入钛钉的数量，可降低肛门的不适感，维护了肛门的精细功能，较PPH术更符合当代痔手术微创化的理念。

（6）直肠下端黏膜切除术（STARR术）

用于治疗直肠前突的新术式STARR手术，其采用两把PPH吻合器，分别切除直肠中下端前壁及后壁冗长、脱垂的全层肠壁组织，从而最大限度地消除了直肠前突与合并的直肠黏膜脱垂。此术式较其他治疗直肠前突的方法在治疗效果上具有明显优势。

5.11 PPH 术、TST 术是什么？

PPH术指“吻合器痔上黏膜钉合术”，是1998年首先在国外渐渐发展起来的一种治疗痔疮的新的手术方式，其基本原理是将齿状线上1~2厘米以上的肠壁黏膜环状切除，然后利用吻合器将远近端黏膜吻合，以消除脱垂，同时起到一定的向上牵拉和悬吊的作用。另外，由于位于黏膜下层来自直肠上动脉的供给痔的动脉被切断，手术后痔区的血供减少，痔体逐渐变小。PPH的近期疗效较好，初步证明PPH是一种微创、安全、有效的手术方式。PPH的主要优点是不破坏齿状线和肛垫，手术后排便感觉和控制功能基本不受影响，而且手术后疼痛较轻，恢复较快，对工作影响小。所以受到了很多患者的欢迎。国内大多数患者直肠黏膜脱垂较为明显，肛垫因长时间暴露于体外而出现肥大，为手术带来了困难，有的患者需要同时将肥大的肛垫切除。PPH术主要适用于以直肠黏膜脱垂为主的环状痔和三期、四期内痔的治疗。一般不会用于单独的内痔或者外痔。PPH无特殊的手术禁忌症，但是有肛周手术病史的患者，因为肛周瘢痕的缘故，可能导致荷包缝合困难。PPH治疗的安全性很好，但是仍然会有一些并发症，主要的并发症之一就是尿潴留，很多病人会感到术后小便困难，男性多于女性，尤其是既往有前列腺病史的病人，可能是由于腰麻以及术后肛门疼痛和反射性刺激引起的尿道括约肌收缩有关。肛门疼痛也是并发症之一，PPH手术后由于不存在齿状线以下的伤口，故应该不存在疼痛，但是由于手术中要扩肛及钳夹肛门皮肤，引起肛门皮肤的损伤，所以有很多患者存在术后的肛门疼痛，但是与传统的混合痔外剥内扎术的疼痛比较起来，就会轻很多，一般来说术后当晚疼痛会强烈一些，第二天就可以明显缓解，少数患者可能需要术后镇痛，大部分患者不需要，都可以忍受。第三就是下腹部的胀痛，大约有五分之一的患者会觉得术后下腹部胀痛，个别患者症状较重，可能出现呕吐腹泻，一般都不需要处理，第二天都能自行缓解，目前，这个现象没有给出明确的原因，一般都考虑可能是因为切掉了部分的肠道黏膜，导致的一个肠道的牵拉反应。第四就是出血，这是医生最为担心的一个问题，也是术后比较常见的并发症，出血的部位主要是在吻合口，大部分患者不会出血，并不需要什么特殊的处理。但是部分患者会存在吻合口的搏动出血，这就需要马上处理，所以术后患者不可掉以轻心，不要以为没有疼痛，没有什么感觉，就去负重、久坐、进行运动。第五就是术后的感染问题，虽然感染发生的概率比较低，但是不代表不会发生，一般医生都会给予抗感染进行预防性治疗。所以患者术后大便一定要解好，不能过于频繁，大便不可太稀，解完大便后要注意肛门的清洁。第六就是部分患者可能出现术后肛门变窄，这个可以后期给予扩肛治疗等。最后就是女性患者，因为肛门和阴道离得很近，术中损伤直肠阴道壁然后并发感染，导致直肠阴道瘘。

TST微创手术全称为选择性痔上黏膜吻合术，是在PPH术式基础上发展起来的一种新型痔疮治疗技术，主要适用于以非环状脱垂为主的Ⅲ、Ⅳ期痔病患者。TST术是运用特制的肛门镜形成开环式窗口，只暴露有痔核的痔黏膜，将痔上黏膜及部分痔核顶端组织采用“点牵入”的方法拉入钉仓进行吻合切除，TST术只是针对母痔区的痔上黏膜及部分痔体进行吻合切除，但是术中使用的吻合器却和PPH一样，所以吻合以后吻合钉还是环形的，只是各母痔区间的吻合钉是悬空的，这就出现各吻合口之间的搭桥问题，可用组织剪将搭桥剪断并结扎，以防术后出血。TST手术遵循了人体痔的形成机制，依照痔的生理病理结构设计而成，旨在纠正痔的病理生理性改变，而非将肛垫全部切除，保留了正常的肛垫及黏膜桥，可以减少手术创伤，最大限度维护肛门的精细感觉和收缩功能，尽量减少术后肛门不适，缩短治疗时间，使痔手术更加微创化。TST技术是目前治疗痔病的最新技术，它是在PPH技术的基础上，对原有的术式进行改良，其特点是手术操作简单，术后疼痛轻微（几乎无痛），并发症少，恢复时间短，疗效佳，患者满意度高。

TST术核心是分段齿形结扎，合理保留皮桥、黏膜桥，有效避免狭窄，同时也具有PPH提拉、断流的作用。TST与PPH对比其优势是针对性更强。TST术后吻合口间有正常的黏膜桥，黏膜弹性好，不易受大便冲击而被撕裂、擦伤，或出现吻合口炎症，更重要的是不会出现吻合口环状缩窄。TST术对于脱垂和止血疗效与PPH相似，疗效确切，但在减少术后并发症（尿潴留、术后疼痛、术后出血、术后肛门坠胀、术后吻合口狭窄）上TST术却明显优于PPH术。

TST微创无痛技术是在PPH技术的基础上研发而成，治疗时精确切除脱垂部分的痔上黏膜，最大地保留肛管直肠齿状线附近黏膜及肛垫的完整性，保留正常黏膜桥，最大限度地维护了肛门的精细感觉和收缩功能，减少了手术创伤。TST可根据痔核的数量和大小，调节痔上黏膜切除范围，安全、可控，能达到良好的治疗效果。TST是痔病微创方法的继续和延伸，具有创伤小、术后疼痛少，恢复快、术后并发症及复发率极低的优点。经临床近1000例的治疗效果评估和术后跟踪，治疗全程患者几乎无痛，术后3~5天即可恢复。TST术优点有精确定位：利用特制的肛门镜，能够精确定位脱垂的黏膜，成功、安全地选择性切除脱垂部位的痔上黏膜，符合衬垫下移理论，减少手术创伤。疼痛轻微：传统手术在受躯体神经控制的肛垫区进行，对切割敏感，疼痛剧烈。TST手术在受植物神经控制的直肠黏膜区进行，对于切割不敏感，所以手术疼痛轻微。安全性高：TST技术治疗不会遗留瘢痕，不会破坏肛垫的生理功能，不破坏直肠与肛管的正常结构和外观，同时也避免了肛门狭窄、失禁等并发症的发生。与传统治疗方法相比，治疗安全性更高。恢复时间短：由于治疗创伤更小，患者术后恢复更快，很多可以作为门诊手术，实现随治随走。大多数患者术后5~7天就可以基本恢复，开始正常的工作和生活。

5.12 痔疮手术前需要做哪些准备？

痔疮术前必须先完善相关检查，肛门部的局部视诊，简单点说就是让医生看看你的肛门情况，观察肛门是否有移位或者变形；肛门的皮色、皮纹、是否有糜烂、抓痕、肛毛分布、皮肤有无红肿或者溃口；看看有没有静脉曲张，有没有血栓外痔，外痔是否有发炎，是否有肿块，肿块是肛外固有还是肛内脱出；看看肛门是否有什么脓性分泌物，血腥分泌物等。然后就是肛门指诊，通过指诊，医生可以进一步了解患者肛管直肠是否狭窄，是否有瘘管，有无肿瘤生长，有无压痛及肛管直肠周围组织器官的情况等多种信息。虽然现代的医疗检测方法很先进，但是肛门指诊是无可替代的，临床上也出现过未进行指诊而漏诊的情况，特别是直肠癌。对于直肠癌等疾病，指诊是最为直接的检查方式，只有排除其他的疾病，医生才能考虑给你做痔疮手术。最后就是肛门镜的检查，主要是用于观察肛门内和直肠尾端的情况。对患者进行镜检可以发现内痔的位置，痔体的大小及形状，痔区黏膜有无充血，有无糜烂，有无出血点等情况，为后面的手术的选择提供参考。另外还可以发现肛门内有无肛乳头肥大等，可以观察直肠内有无息肉、溃疡、糜烂。肠腔内有无血液，有无分泌物等。检查时，一般会让患者采取侧卧位，检查时患者要尽量放松，尤其是要放松肛门部的肌肉，不要夹紧双侧臀部，在医生的指引下，放松心情，在肛门镜进入时大口呼气，尽量保持不要缩腹，不要移动，以免影响检查的正常进行。

痔疮术前还要完善一些基本的检查，血常规就是最常见的。血液是人体的根本，参与人体的循环，和人体的每个器官都发生着联系，人体哪个部位出现问题，基本都会引起血液里面成分发生变化，进行痔疮手术的患者必须完善相关检查，有些患者并不注意，平时痔疮出血，也听之任之，最后导致贫血的人大有人在，所以我们需要完善血常规检查，必要时还要术前输血。其二就是大便常规，既然是做肛门手术，大便肯定是要化验的，正常的大便由食物残渣、肠道的分泌物、大量细菌和水分组成。检查大便有利于医生判断你的消化道是否有炎症、出血、寄生虫等情况。根据大便的性状、组成了解你的消化情况，借此判断你的肠胃功能。大便的常规检查包括有无红细胞、白细胞、寄生虫、潜血实验。正常人的大便一般都是黄色成形的，没有黏液、红细胞、白细胞、虫卵等。如果大便是陶土色的，可能是你的胆道出了点问题。如果大便是柏油样，可能你的消化道在出血，或者最近吃了什么动物血液，如猪血、鸡血等。如果大便是红色的，有时候大便上面还附有血液，可能就是你的大肠有问题，结肠或者直肠病变了。大便中验出红细胞和白细胞有"+~++"以上，就可以认为是菌痢。只查出来有白细胞，就有肠炎的可能。大便隐血试验是最基本的临床检查之一，可以为一些病变提供重要线索。但是有些人并不重视，导致错过了最佳的治疗时间。但是一次结果为阳性并不能绝对说你有什么问题，因此我们要多次测定，这样结果才会更加可靠，为了防止大便隐血试验假阳性，在检查前几天不要吃动物血液，不要吃含铁丰富的食物，女性最好避开月经期。大便中如果验出有虫卵，可能是蛔虫等。其三就是尿常规检查，尿常规检查简单易行，可能很多人都有疑问，我做个痔疮手术，还要查尿常规干吗？尿常规检查可以了解你的泌尿系统的情况，医生可以根据你的情况用药，防止术后尿潴留。其四就是胸片检查，也就是老百姓口中说的X线，很多人不愿意去做，因为觉得辐射很大。但是胸片检查是为了了解你的肺部、气管、支气管及纵膈有无炎症、结核、肿瘤等疾病，排除一些手术禁忌症，是对你负责的检查。其五就是心电图的检查，心脏是循环系统内的重要器官，痔术前完善心电图检查，可发现心室肥大、心房肥大、心动过速、心动过缓、早搏等心脏疾病。这一检查对于提早发现手术禁忌症，减低手术风险有重要意义。其六就是肝肾功能检查，目的是为了评估肝肾情况，排除手术的禁忌症，减少因为肝肾功能不全导致的术后并发症风险，提高用药的安全性。其七，就是凝血常规，检查患者的凝血功能，防止术中出血不止，有些凝血功能不好的患者，也会影响到麻醉的方式选择。

当然除了这些医疗上的准备，患者自身还要做好准备，将自己的身体调整到最佳的状态，这样可以增加机体对手术的耐受性，减少一些手术的并发症，并且有利于术后的恢复。建议做到以下几点：第一，放松心情。痔疮手术是个小手术，要解除自己的顾虑与担心，保持充足的睡眠，才能保持充沛的体力和精神。痔疮术前都会有压力，但是有些患者压力相对过大，导致精神非常紧张，这对于手术没有任何好处，因为精神过度紧张，身体僵硬，双侧臀部夹得过紧，不利于手术的开展。通常情况下，患者过于紧张与患者个人的心理承受能力有关，也与患者不了解手术情况以及对于术后恢复情况的担心有关，所以让患者了解手术的过程及手术的相关方式是必须的，也是减轻患者心理压力的最有效的方法之一，患者自己也可以通过书籍等方式，去了解一定的信息，解除心中的顾虑，这样心理方面的压力就不会太大。医生应该是患者最信任的人，医生的帮助也能很好地减轻患者的心理压力，患者可以找到自己信任的医生以及信任的医院，如果遇到什么顾虑以及疑惑，及时和自己的管床医生沟通，能很好地缓解自己的压力；也可以像其他病友询问了解情况，减轻自己的心理压力。第二，戒烟、戒酒、戒辛辣等，这些都容易导致咳嗽、引起胃肠道以及肛门部充血，容易导致术后并发症或加重肛门疼痛等。故要戒烟、戒酒、戒辛辣。第三，要节制饮食，根据医生的要求控制或者调整自己的饮食。一般情况下，痔疮手术的患者术前最好进食清淡、容易消化、营养适中的食物。要避免吃一些辛辣刺激的食物、酒精性质的饮料、容易产生气体的食物，比如说面食、洋葱、豆制品、乳制品等，因为这类物品容易产生气体，一般术后都会采取压迫止血，肛门会被堵住，这样会有一点排气不畅，患者吃了过多的产气食物，一旦排气不畅，就会觉得腹胀不适。还需要注意的是，有些患者为了不产生气体或者不想术后前几天解大便，就不吃东西，希望通过饮食来控制排便次数，这样也是不对的，不吃东西，或者吃得很少，机体缺少营养支持，会容易引发术中或者术后低血糖反应，导致心慌、出冷汗、恶心、晕厥等身体不适，严重者可能导致手术终止，这样得不偿失，所以术前就按照医生的要求去进食，不用刻意去少吃，或者不吃。第四，肠道准备，术前要排空肠道，有时要采用清洁灌肠或者口服药物等方法，以清除肠道里面的粪便。对于长期便秘的患者和容易腹泻的患者，肠道准备就显得尤为重要。第五，就是陪护和日常衣物，虽然痔疮手术一般是选择半身麻醉，但是还是要人陪护，因为术后几个小时患者是动不了的，而且术后生活等方面会有不便。如果有家人或者朋友的陪伴，不仅可以很好地照顾患者的生活，还可以给他带来精神上的安慰。万一有什么事情，可以及时地联系与协商。痔疮术前，考虑到患者可能会很紧张，术后会有疼痛的情况，容易出汗，所以内衣最好穿棉的，外衣最好穿医院提供的病服。考虑到可能要在手术室做心电监护，需要贴电极片，所以女性患者最好脱掉胸罩。内裤要穿得宽松一些，方便手术时脱下以及术后的更换。内裤一定要多准备一些，因为术后创面可能会渗血，肛门会有一些分泌物，或者排便等原因，内裤是最容易弄脏的，这样就可以随时换洗。内裤可以选择棉的，吸水性好的，这样不容易污染其他衣物和床单，必要时还可以垫一些卫生巾之类的东西。第六，痔疮术前准备阶段一般为1~3天，这要视各个医院情况而定，一般为48小时。一方面，现在工作节奏越来越快，必须缩短手术准备时间及等待手术时间，这样患者的心理压力也会小很多。另一方面，从医疗安全方面考虑，患者需要入院后完善相关检查，比如说专科检查、常规检查等以排除手术的禁忌症，其中有些检查还需要特殊条件，比如说肝功能，它需要患者空腹检查，有些患者早上吃了早饭，就不能在当天检查。还有就是手术室的安排，一般需要进行手术室的预约。要等待所有的检查结果及手术室安排好了以后医生才能给患者进行手术。

5.13 痔疮手术后如何避免排尿困难?

排尿困难是痔疮术后常见的并发症之一，轻者可觉得小便费力，解出不畅；严重的人，特别是有些有前列腺病史的男性患者，会出现下腹胀痛，小便点滴而出，甚至点滴不出的情况。这种情况多发生在术后当天，麻醉效力完全消退后。有少数患者也觉得小便解出不畅，也可能是假性的排尿困难或者尿潴留的情况，大多数是因为术前饮食比较少，术后禁食，或者喝水较少。而手术中出血较多，加之创面渗液等影响，只要补液或者多喝水，慢慢的小便就会解出。支配肛门和尿道的神经都是来自一个地方——阴部神经，肛门和尿道括约肌在会阴部有广泛的联系，肛门的疼痛会影响小便的解除。

当小便解出不畅的时候，以下几点可以试一下。第一，向医生汇报后，可在术后4小时左右，看看伤口有无出血可能，如无出血可能，可以考虑取出肛门的填充物，或放松肛门部的包扎。第二就是可以热敷，用热水袋或者艾灸盒热敷小腹部，这样可以缓解肌肉紧张。第三，可以用滑石粉冲泡口服，也可以利用中医辨证，开出中药口服。第四，针灸治疗，也是很好的方法，治疗简单快捷，疗效好。可取关元、水道、三阴交等穴位，同时也可以选择新斯的明穴位注射，效果都可。第五，就是常见的诱导法，比如说打开水龙头，听流水声，给予积极的心理暗示。第六，就是止痛，有很多患者是因为疼痛而导致小便解出不畅，给予止痛药后，小便一般可以解出。当上述方法都无效时，一般就考虑导尿了，患者几个小时小便不解，膀胱充盈过大，胀痛。患者痛苦大，应及时给予导尿，缓解患者痛苦。有些老年患者，既往就有前列腺肥大或者尿道狭窄病症，术前就要将病史告知医生，好让医生提前予以治疗，防止术后尿潴留。同时患者自己要放松心情，不要紧张，增强信心，要对医生充满信任。

5.14 痔疮手术后疼痛会持续多久？

痔疮手术后疼痛，是很多患者心理紧张的主要原因之一，肛门神经的分布非常丰富，平时自己能感觉的排气、排便，大便是干是稀，都是因为肛门神经感觉敏锐丰富的原因。痔术后的疼痛程度，与手术的方式、患者对于疼痛的敏感度、有无术后并发症有明显的关系。一般来说，混合痔外剥内扎术术后肛门疼痛较为剧烈，而简单的血栓外痔，处理起来就相对要轻松一些。另外，对于疼痛阈值较低的患者，一点点轻微的疼痛，他也会觉得很敏感。同其他的外科手术相比较，肛门手术因为肛门神经分布较多，感觉要敏锐一些，同时又有肛门肌肉收缩和排便的关系，故肛门手术疼痛总体上要较于一般外科手术的疼痛明显一些。再者，术后肛门周围水肿、感染等情况的存在，也会加重肛门的疼痛。此外，由于有些患者长期饮酒、吸烟、服用水杨酸制剂等原因，患者对于麻醉的敏感度明显低于一般人，麻醉效果不佳，术后麻醉镇痛效果不明显。另外一些老年患者对于疼痛的耐受能力强，年轻人反而没有老年人的耐受能力，故疼痛有时候要敏感一些。所以术后患者感觉疼痛是很正常的。尤其是在患者恢复正常排便后，这种疼痛是一种持续性的疼痛，并因为肛门括约肌的收缩而不断地产生刺激。术后第三天，患者会觉得疼痛比前两天更加剧烈，一是因为患者开始正常大便刺激肛门，二是因为组织内在第三天水肿会到达一个峰值，对于神经的刺激也达到了一个峰值，这个时候患者不必紧张，这是正常情况，水肿慢慢消散以后，疼痛就会慢慢减轻，这个时候一定要控制好大便，不能因为害怕疼痛而不解大便，大便留在肠道时间过长，水分会被肠道重吸收，大便就会干结，从而加重肛门疼痛。如果疼痛一直未见明显改善，可以予以解热止痛剂予以治疗。这样可以减轻患者痛苦，减少患者的心理压力，有利于肛门术后的恢复。

5.15 痔疮手术后排便出血正常吗?

痔疮术后早期出现伤口渗血是很正常的事情，出血量不会太多，持续时间一般不会超过术后1~3天。大便后滴血，或者纸上带血，这是新鲜的创面在排大便时受到了挤压与摩擦的结果，一般术后出血会在1周左右完全消失。但是有些老年患者可能出血时间会延长，因为他们的创面恢复得较年轻人慢一些。

痔疮术后肛门直肠大量出血就属于异常情况，要及时向医生反映。术后当日或者次日大出血多是痔疮根部的缝合线脱落所致，其原因可能是结扎线不紧，也可能是术后病人大便时间过早，久蹲大便，排气过多，咳嗽剧烈，血压太高等原因。晚期的出血一般是在术后1周以后，有些病人是在术后半月左右。可能是由于痔疮结扎线的感染化脓，或者是痔疮根部动脉未完全闭塞，导致痔体脱落后，动脉处活动性出血。有些有基础疾病的患者，有些肝硬化的病人会出现术后伤口渗血不止，因为肝硬化的病人凝血功能是异常的。由于肛门括约肌在不排便的时候是处于收缩状态的，所以血液很多时候不会从肛门流出而是反流到肠道里面，这种出血是一种隐性的出血，很难被察觉，往往当病人觉得腹胀腹痛，想解大便的时候，就会拉出很多血液来，这个时候出血量往往比较多。此时病人会有很想上厕所的感觉，肠鸣较多，有时候会伴有腹痛、头晕、恶心、面色不好、出汗、心跳加速等症状出现，会拉出大量的血块，甚至有些人可能会在上完厕所后晕倒。

痔疮术后大出血是一个急症，人们往往觉得只是一个痔疮而已，有必要那么大惊小怪吗？做个痔疮手术会有多严重的后果？这往往就叫作无知者无畏。痔疮手术后出血导致休克不是没有可能，所以千万不要掉以轻心，一定要及时告诉医生，让医生掌握你的情况，以便于防患于未然，不然最后受累的还是你自己。

5.16 痔疮手术后多久可以正常工作？

痔疮术后，身体恢复后完全可以和手术前一模一样，完全不用担心会有什么后遗症，可以像以前一样学习、工作和生活。只是术后恢复需要一定时间。

痔疮术后的恢复与选择的手术方式、痔疮大小以及个人体质有明显的关系。如果是做的是微创手术，比如说PPH术，术后恢复时间就会短一些。如果做的是传统的混合痔外剥内扎术，术后恢复的时间就会长一些。一般来说，年轻人可能会比老年人恢复时间短一些。另外，恢复时间的长短还与患者的术后并发症有关系。术后并发症较多的患者，恢复时间就会长一些。比如说一些术后水肿的病人，水肿消除时间就要1周左右。还有就是一些痔疮较大的患者，术后创面相对比较大，这样恢复起来就会慢一些。还有些患者，术后不敢吃东西，因为怕解大便，这样营养跟不上，自然而然，伤口就会愈合得慢些。还有就是一些长期便秘的患者，术后还是便秘，这样就会影响伤口的愈合。总的来说，患者要想正常工作一般是要半月左右，但是还是不能做重体力活，要完全恢复可能需要一个月，有些患者甚至长达几个月。

6. 痔疮如何进行保健?

6.1 痔疮如何预防?

在痔疮的预防方面，生活起居习惯至关重要，痔疮的发生和不良的生活习惯有很大的关系。生活起居要有规律，尽量工作、学习、娱乐、休息相结合，避免过度的情绪紧张以及过度的喜悲。精神的高度紧张容易导致高血压，血压升高容易导致很多疾病。高血压在当今世界上被列为人类健康的第一杀手，血压升高，对于痔区血管也是一种压力，容易导致小血管破裂，形成血栓外痔，同时容易导致静脉回流不好，静脉曲张。现在生物学早就有定论，人体的各个生理活动都有自己的生物钟，如果人能顺应生物钟而行，就可以身体健康。如果长时间逆反生物钟，身体就会发生一些变化，这就和中医所说的顺应自然，达到天人合一的理论不谋而合。比如说，一般来说人一天要排泄一次大便，而你没有养成定时去解大便的习惯，长期大便不好的人，是很容易患上痔疮的。

不要终日关门闭户，这样空气中会缺少氧气，二氧化碳就会增加。二氧化碳是没有毒的，但是空气中含量过多却会影响健康，要预防痔疮，就要保证室内要有充足的氧气。长期生活在不通风的环境里面，会使人产生恶心、呕吐、头晕、疲劳、食欲不振、精神不好等情况。室内有时候味道会很重，如肠道排出的气体，汗液或者皮肤上有机物的分解产生的气味，衣物、家具等散发的气味，或者是做饭的油烟，吸烟人士的烟味等。为了预防痔疮，应该保证室内空气的流通与换气，新鲜的空气会使人精神放松，提高机体的抵抗力。

穿着也会有一定的影响，衣物首先要适体，要以软、轻、宽大、舒适为原则。内裤需要宽松，以吸汗、吸湿、透气的棉布为最佳，并且要注意卫生，要勤换洗，尽量少穿一些紧身衣物，以利于肛门部的血液回流。

另外，就是睡眠一定要好，科学的睡眠可以使身体感到舒适，头脑清醒，精力充沛。这样新陈代谢才会加快，有利于体内毒素的排除，大便也会比较规律。

再者，要避免一些不良的生活方式。第一就是排便时间不能过长，现代人喜欢在排便的时候玩手机、看新闻、玩游戏等等，容易导致便秘或者排便时间过长，这样就会使得腹压增高，肛门直肠部位充血，静脉回流较慢，甚至有些患者会觉得有东西从肛门里面脱出来。时间久了，痔疮就会越来越严重，所以排便时间最好是控制在3分钟以内。第二就是不能久坐久站，直肠位于人体的下方，长时间地站立或者坐时，受到地心引力的影响，肛门直肠部位血液回流不畅，血管要承受很大的压力，就容易扩大、曲张，从而形成痔疮。第三就是饮食不洁，暴饮暴食，大量饮酒，食用一些肥腻辛辣的食物，会导致人体内产生湿热，湿热容易下行到肛门部，使得肛门直肠充血疼痛。同时造成血管扩张，容易形成痔疮，这也是有些人喝酒之后或者吃了宵夜以后容易便后出血疼痛的原因之一。还有就是有些患者房事过度，导致肛门周围肌肉处于高度紧张状态，肛门充血较为严重，很容易形成痔疮。

另外，要适当地进行一些锻炼，比如说进行提肛运动，适当的体育运动，如慢跑、游泳等。

当然这些都是预防措施，一旦觉得肛门有什么不适感，还是尽早就医为好。

6.2 痔疮手术后如何预防复发？

第一，患者要调节好自己的情志，情志是人类的情绪和情感，指的是人们在日常生活中的精神状态。中医认为人体情志大致可以分为喜、怒、忧、思、悲、恐、惊，也就是中医里面经常提到的“七情”。这七情分别由心、肺、肝、脾、肾人体的五大脏器所主导。中医认为情志过激时，会伤及相应的脏腑。所以说人的情志和身体的状态有很大的关系，情志有时候会影响人的身体状态，同时也会导致一些疾病的发生。中医认为痔疮病人一定要注意调节自己的情志，保持好自己的情绪才能让伤口康复得更加迅速。为防止情绪过激，患者要学会自我调节，必须控制怒、忧等负面情绪。天气好的时候抽时间去散散步，去欣赏一下大自然的美景。第二，要改变自己的饮食结构，主食不要吃得过于精细，现代生活水平越来越高，一些食物加工得越来越细腻。要多吃粗粮，比如红薯等；要多吃蔬菜水果，比如说香蕉、瓜类、菠菜等。第三，要养成良好的排便习惯，坚持每天早上去蹲厕所，不管有没有便意都去上厕所。但是不可用全力去排便，这样会挤压肛门，容易导致血管充血。每次大便完了，要有清洁的习惯，适当的时候可以每天清洗，有时间可以坚持每天坐浴，这样有利于放松肛门部的肌肉，促进肛门的血液循环。第四，一定要坚持运动，比如说跑步、散步、游泳、太极以及跳舞，也可以进行一些相对专业的运动，比如说提肛运动，双膝与胸部紧贴床，臀部提高，肛门内缩，反复进行30~50次。白天也可以抽时间锻炼，站立或者坐着配合呼吸，肛门内缩，这对于上班族是很有好处的，既没有很耽误时间，又可以很好地锻炼。第五，要戒烟，吸烟会加重直肠肛门的淤血，影响血液的循环，诱发痔疮，不管是吸烟还是被动吸烟，都会诱发痔疮，所以为了自己的健康，也为了家人的健康，请不要吸烟。第六，要限酒。适当地喝酒当然是没有问题的，因为酒精能够加速体内的血液循环，但是过犹不及，过度饮酒会加重肛门淤血，使得痔疮病情加重，使原来已经处于静止期的痔疮再次发作，这也是很多人夏天吃宵夜喝完酒以后屁股痛，甚至出血的原因。很多痔疮的并发症都是因为过度饮酒造成的，因此要么戒酒，要么少量饮酒。

6.3 何为良好的排便习惯？

第一，就是每日定时排便。排便的最佳时间是早上起床后或者早餐过后，这个时候往往是肠道活动的时候。当然这也不是绝对的，很多人有自己的排便习惯，当然可以根据自己的生活方式或工作环境安排在其他的时间，这个没有绝对的定论。时间久了，就会养成一种习惯，肛门的肌肉就会去适应这种习惯，久而久之就会形成一种条件反射。第二，就是排便时间不能过长，最好不要超过5分钟。一旦有了便意，就要集中精神去迅速解出大便，不管你是坐马桶，还是蹲厕所，都要控制时间，最长的时间不要超过10分钟，现在信息这么发达，手机功能又这么强大，很多人喜欢在上厕所时玩游戏、看新闻、刷微博，这都不是好的习惯，必须要改掉。俗话说得好，做事要一心一意，虽然排便不是什么大事，但是也不可因事小而不在意。第三，大便要成形，不可过硬或者过软。过硬会挤压肛门，造成肛门不适，血液回流不畅。如果过软，会有大便残留，细菌残留，容易造成感染，或有肛门瘙痒等肛门不适感。第四，就是要学会排便后清洗肛门，清洗对于肛门的清洁更加彻底，对于肛门的损伤也很小。除了清洁作用外，水洗还能促进肛门的血液循环，消除局部的肿胀瘀血，对于痔疮的预防，有着很积极的作用。

6.4 肛门锻炼对预防痔疮的发生有什么好处？

肛门肌肉锻炼的方法相对简单而且有效，即自主收缩肛门5秒，再放松5秒，交替进行，每次进行5~10分钟，或者更长时间，每天进行3次左右。长期坚持可以使得肛门肌肉得到有效的锻炼。如果有时间也可以有意识地去向上提拉肛门，这样还可以锻炼骨盆内的肌肉。这样的练习可以不分时间地点地进行，不会耽误很多时间，也不需要找专门的场地。肛门收缩有力，舒张适度，是正常排便的条件之一。肛门肌肉的锻炼对于女性患者和老年患者都有很好的作用，它可以改善血液循环，缓解肛门周围静脉的扩张和淤血，增强肛门的控制能力，对减少痔疮出血及脱垂、防止肛门括约肌老化无力，预防便秘、促进痔疮术后恢复都非常有利。

6.5 痔疮患者如何进行饮食保健?

第一，多吃蔬菜水果，多吃一些富含膳食纤维的东西。蔬菜水果有四宝：丰富的维生素、矿物质、膳食纤维和多种抗氧化物质，而且在代谢中呈碱性，能中和动物性食物的酸性，让体内达到一种酸碱平衡，对于维持人体的健康有很重大的意义。饮食是预防痔疮，减轻痔疮，减少痔疮复发的重要因素。因为便秘是诱发痔疮的主要原因，饮食又是控制大便的源头。只有保持好的饮食习惯，控制好大便，才能有效地控制痔疮。对于痔疮有预防作用的食物主要有赤小豆、槐花、黑芝麻、猪大肠等。赤小豆：与当归在一起的时候，可以治疗痔疮出血、肿痛。单独服用或者熬制成粥，也能起到很好的防治痔疮的作用。槐花：新鲜的槐花可以作为凉菜或者放入饺子当中，槐花具有凉血止血的作用，也可以泡茶喝，能防治痔疮出血。黑芝麻：对于痔疮兼有便秘的患者有很好的作用，长期食用可以润肠通便，减轻痔疮的症状。肉苁蓉：多用于老人，久病体虚，或者产妇便秘、痔疮出血等，具有补肾壮阳、润肠通便的功效。猪等动物的大肠：中医讲究以形补形，所以吃大肠补大肠。现在研究证明，它们都具有止血、止痛、消肿的功效。猪大肠适宜痔疮脱出或出血的人食用。在古代，治疗痔疮的方剂中，也经常用到猪大肠。鳖肉：能够很好地补益人体的气血，用于痔疮出血日久、气血两虚的人。胡桃仁：可以润肠通便，减轻痔疮的症状，痔疮脱出、便血等严重者都可以多吃一些。竹笋：含有丰富的膳食纤维，便秘的患者可以多吃，这样可以很好地软化大便。蜂蜜：润肠通便的作用不言而喻，现在很多人都知道，大便不好的时候可以用蜂蜜泡水喝，同时蜂蜜还有很好的补益作用。

第二，要避免辛辣食物，避免食用富含咖啡因、酒精、辛辣的、酸的，或者容易导致大便秘结的食物。要多喝水，每天早上起床后要喝水，喝水不仅对于排便有帮助，对肾脏也很有帮助，可以促进体内毒素的排除，促进肠道蠕动，一天最好要喝6~8杯水。

第三，合理饮食，多进食一些富含膳食纤维的食物，如燕麦、全谷食物、糙米、蔬菜以及水果等等，包括上面所提到的那些食物。这些食物都可以加强肠道的运动，使得大便不至于太过于干硬，可以很好地保护肛门的血管。壮阳的水果如芒果、荔枝、榴莲、龙眼等不能吃得过多，不能吃油炸、烧烤、辣味过多、口味过重的食物。这些东西都会加重肠道的负担，令肠道充血严重，下腹部的压力升高，无形中会加重痔疮的病情。对于痔疮出血比较多而导致贫血的病人，在吃药的同时还可以多吃一些富含铁剂的食物，同时还可以多吃一些豆制品、猪肝、坚果等等食物，可以有利于铁的吸收。

6.6 痔疮患者如何进行体育锻炼？

运动可以加速血液循环，减轻直肠下端瘀血，有利于预防痔疮和痔疮病人的康复，同时也可以加速肠道的运动，防止便秘，这对于痔疮病人是十分有利的，所以运动是治疗痔疮的良方。为了防止痔疮，每个人最好每天运动30分钟左右，每个星期坚持3次。但是不宜运动得过于激烈，只要运动结束后没有明显的疲劳感就可以了。比如说散步、慢跑、游泳、球类、舞蹈都可供选择，还有一些中国传统的保健养生运动，如太极拳、五禽戏等等，还可以做一些专门的肛门部的锻炼，例如：1.提肛运动。全身放松，将臀部及大腿用力夹紧，配合吸气，舌舔上腭，同时肛门向上提收。提肛后稍闭一下气不呼，然后配合呼气，全身放松。每日早晚两次，每次做十几下。2.举骨盆运动。仰卧屈膝，使脚跟靠近臀部，两手放在头下，以脚掌和肩部做支点，使骨盆举起，同时提收肛门，放松时骨盆下放。熟练后，也可配合呼吸，提肛时吸气，放松时呼气。此法每日可坚持做1~3次，每次20下。3.旋腹运动。仰卧，两腿自然伸展，以气海穴（脐下一寸处）为中心，用手掌做旋转运动；逆时针旋转20~30次，顺时针旋转20~30次，先逆后顺旋转。4.交叉起坐运动。两腿交叉，坐在床边或椅子上，全身放松；两腿保持交叉站立，同时收臀夹腿，提肛；坐下还原时全身放松，这样连续做10~30次。5.体前屈运动。两腿开立，两掌松握，自胸前两侧上提至乳处，同时抬头挺胸吸气；气吸满后，上体成鞠躬样前屈，同时两拳变掌沿两腋旁向身体后下方插出，并随势做深吸气。如此连续操作5~6次。6.提重心运动。两腿并拢，两臂侧上举至头上方，同时脚跟提起，做深长吸气；两臂在体前自然落下，同时脚跟亦随之下落踏实，并做深长呼气，此势可连续做5~6次。

6.7 老年痔疮患者如何进行肛肠保健？

老人由于身体变弱，加上长期没有运动常易患上痔疮等肛肠疾病。老人如果得了痔疮除了要积极治疗外，在饮食上还需要注意下面这些事项。痔疮病人宜食用的食物：1.痔疮患者宜常取食易于消化、质地较软的食物。2.力求大便通畅，宜食用富含纤维素的食物，如：新鲜蔬菜、水果、银耳、海带等。3.宜摄取具有润肠作用的食物，如：梨、香蕉、菠菜、蜂蜜、芝麻油及其他植物油、动物油。4.痔疮患者宜选用质地偏凉的食物，如：黄瓜、苦瓜、冬瓜、西瓜、藕、笋、芹菜、菠菜、莴苣、茭白、蕹菜、茄子、丝瓜、蘑菇、鸭蛋、鸭肉等，以免加重血热而导致便血。5.久治不愈、长期出血、体虚者，痔疮患者宜适当进食滋补性食品，如桂圆、红枣、莲子、百合、牛奶、芝麻、蜂蜜、核桃等。

痔疮对老人的影响极大。经过调查和分析发现，造成老人痔疮高发的罪魁祸首竟然是“久坐”！老年人一般喜静，常常久坐聊天、下棋、晒太阳等，运动量极少。当老人活动减少时，肠道蠕动缓慢；直肠肌肉萎缩，张力减弱，加上腹部肌肉功能减退，排便乏力，就会产生便秘，进一步压迫直肠末端血管，加重了痔疮的发生和发展。经调查研究，经常不运动的老人痔疮发生率比参加锻炼的老人高出五成，这应当引起老人们的注意。同时老人身体处于衰退阶段，体内各组织、器官及其功能都在减退，肛门也不例外，如此一来，痔疮更易发生。

很多老人喜欢到公园消遣，累了就在木凳或石凳上休息，殊不知这对身体其实是有害的。夏天气温高，久置露天的石质椅凳，由于露打雨淋，含水分较多，表面看上去是干燥的，但经太阳一晒，便会向外散发潮气。在上面坐久了，会诱发痔疮、皮肤病、风湿和关节炎等。老人想要远离痔疮困扰的当务之急就是远离“久坐”！老年人可以适当参加体育锻炼，研究表明，打太极拳对预防痔疮有积极的功效，因为太极拳可以促进血液循环，使人活力充沛、心情愉悦，非常适合老年人。当老人到公园晨练、休憩时，应自带一个小坐垫，避免直接坐在石、木凳上。当痔疮已经引发便血、疼痛等症状时，应当首先向专业医生咨询。因老人人群体质相对较弱，药物对身体的影响相对较大，切勿随意用药。

6.8 女性痔疮患者如何进行肛肠保健？

月经期、妊娠期及产后期是女性的生理特点。痔疮的发生或者加重往往与这些时期有密切的关系。所以女性预防痔疮主要要从这三个方面进行着手。

月经期：原有痔疮的病人，在月经来的时候，痔疮可能会有所加重，加上经期出血，卫生巾的摩擦，肛门会出现疼痛、瘙痒、糜烂甚至出血，因此，最重要的就是要保持肛门的清洁和干燥。应该使用质地较好、吸水性好、经过严格消毒的卫生巾。排便结束后，要用热水清洗肛门，保证肛门的清洁。需要强调的是，月经期的女性患者是不能坐浴的，这样是为了防止生殖器受到肛门细菌的污染，因为在月经期间，女性的生殖器防护是最为薄弱的时候。另外，如果月经期间，肛门反复有物脱出，需要及时就医，在确诊为痔疮后，可以考虑手术治疗。

妊娠期：这个时候主要的调理方式还是在于饮食。多吃一些青绿色蔬菜、水果等高纤维食品以及蜂蜜等润肠食物。在这些食物的作用不明显的情况下，可以考虑就医，在医生的指导下服用一些无副作用的缓泻药物，比如说麻仁丸、果导片等等，这样才能避免出现痔疮脱出或者嵌顿。还要学会进行适当的活动，比如说散步，这样可以加快肠道的运动，但是不宜久坐久站，休息的时候尽量保证侧卧位，以便很好地缓解子宫对于肛门直肠的血管压迫，保证回流顺畅。

产后期：产后女性的精力和体力付出都很大，也是痔疮高发时期，这个时候除了注意一些妇科疾病以外，还要注意加强肛门的功能锻炼，尤其是对于痔疮的防治尤为重要。可以进行我们前面提到的一些肛门运动，也可以按照产科保健方法适当地去做一些恢复训练，以便会阴肛门部位的肌肉迅速恢复到最佳状态。

7. 痔疮患者的家庭养护

7.1 治疗痔疮的运动疗法有哪些?

（1）提肛运动

提肛运动就是有意识地向上收缩提升肛门，这是一种古老而有效的防治痔疮等肛门病的办法。经常进行提肛运动，可增强肛门括约肌功能，加速静脉血回流，降低静脉压，改善肛门部瘀血，同时还可以促进肠蠕动，是治疗和预防肛肠疾病简便而有效的方法之一。

提肛方法：可配合“吸、抵、撮、闭”四字诀施行。吸，就是吸气；抵，就是舌抵上腭；撮，就是收提肛门；闭，就是闭气。

具体做法：全身放松，将大腿夹紧，配合吸气，舌抵上腭，同时向上收提肛门，提肛后稍闭一下气不呼，然后配合呼气，全身放松。也可以不配合呼吸随意收缩。坐、卧或站立各种姿势，任何时间、任何地点都可以进行。最好是每天早晚各练一遍，以不感疲乏为宜。

（2）夹臀运动

患者反复进行夹臀练习，有助于增进臀部肌肉舒缩活动，也使得肛门周围的肌肉收缩、放松，间接地增强肛门括约肌的功能，促进肛门部位血液循环，加速静脉血回流，降低静脉压力，减少局部瘀血。初练者可蹲成马步提肛，以后学着站立提肛。每天2~3次，或早晚各一次，每次10~30下。

（3）腹部按摩

仰卧在床上，松开裤带，屈曲两膝，将手搓热后，左手平放在肚脐以下，右手放在左手背上，以脐为中心，按顺时针方向按摩，开始轻，以后逐渐加重。每天做2~3次，每次做5~6分钟。

（4）收腹运动

采取站、卧、坐、躺等任意姿势，合齿闭口用鼻孔吸气的同时收腹提肛（紧缩肛门），保持片刻，张口徐徐吐气，同时肛门慢慢放松。稍停一会儿，再重复以上动作，反复收缩放松肛门十余次，每日坚持做4~5个疗程，坚持数日便有疗效。此疗法治痔疮不受时间、地点、季节、环境、姿势所限制，随时随地都可以进行。

7.2 痔疮仿生疗法有哪些？

（1）爬行运动

爬行健身法就是四肢着地行走，此方法非常简单，不需要特殊的场地和设备，只要在室内稍宽敞的地方即可展开，而且锻炼过程十分安全，男女老少皆宜。据研究，爬行运动有许多好处，它可将全身重量分散到四肢，以减轻身体各部位，尤其是腰椎的负荷，故对防治腰椎部疾病、腰肌劳损以及多种颈、肩、脊柱病有一定的疗效。同时心脏位置降低，血液循环充足、通畅，可防止动脉硬化和冠心病，并有助于下肢的血液返回心脏，可较好地预防下肢静脉曲张和痔疮的发生。每天早晚各爬行150米，每次10米，分15次练习完。

（2）骆驼瑜伽运动

此运动可使大腿和腹部肌肉充分运动，使腹肌绷紧，刺激大肠和小肠，激活肠道功能。

①跪立在地板上，双膝略微分开。手臂自然垂放体旁，挺直脊柱。

②两手托住髋部，吸气，骨盆轻轻向前推，臀部肌肉收紧，上半身慢慢向后弯曲，先用一只手触摸同侧的脚跟，呼气，将另一只手放在同侧脚跟上，头向后放松，尽量向上推腰、胸到最大限度，保持均匀呼吸。吸气，双手依次托住后腰部，缓慢起身。呼气，臀部坐在脚跟上，身体和手臂向前伸放于地板上，额头抵地。

③保持30秒后，头还原，调息5秒左右，以上动作重复3次。

7.3 治疗痔疮的中成药有哪些？

（1）槐角丸

【药物组成】槐角（炒）、地榆（炭）、黄芩、枳壳（炒）、当归、防风等。

【功能主治】清肠疏风，凉血止血。适用于风热湿毒之邪所致的痔疮肿痛、肠风便血、脱肛等。

【用法用量】口服，每次6~9克，每日2~3次。

（2）归脾丸

【药物组成】党参、白术（炒）、黄芪（炙）、茯苓、远志（制）、酸枣仁（炒）、龙眼肉、当归、木香、大枣（去核）、甘草（炙）等。

【功能主治】益气健脾，养血安神。适用于血络受损型虚证。

【用法用量】口服，蜜丸：每次9克；水蜜丸：每次6克，每日3次，温水送服。

（3）痔速宁片（胶囊）

【药物组成】白蔹、槐花、五倍子、黑豆、猪胆膏等。

【功能主治】解毒消炎，止血止痛，退肿通便，收缩痔核。适用于内痔、外痔、混合痔、肛裂等。

【用法用量】口服，一次4片，一日3次，温水送服。

（4）补中益气丸

【药物组成】黄芪（蜜炙）、党参、甘草（蜜炙）、白术（炒）、当归、升麻、柴胡、陈皮、生姜、大枣等。

【功能主治】补中益气，升阳举陷。适用于气血两虚所致的Ⅱ、Ⅲ期内痔、混合痔、直肠脱垂等。

【用法用量】蜜丸：每次9克；水蜜丸：每次6克，每日三次，温水送服。

（5）槐榆丸

【药物组成】槐花、地榆等。

【功能主治】清热解毒，凉血止血，润肠通便。适用于热伤肠络所致的痔瘘下血、肠风便血、痔核肿胀坠痛、大便不畅等症。

【用法用量】口服，每次10克，每日3次，温水送服。

（6）消痔灵片

【药物组成】五倍子、白蔹、卷柏、地榆、槐花、牛羊胆膏等。

【功能主治】收敛止血，消肿止痛，解毒敛疮。适用于内痔、外痔、混合痔肿痛出血及肛瘘。

【用法用量】口服，每次2～3片，每日3次，温水送服。

（7）参苓白术丸

【药物组成】人参、茯苓、白术（麸炒）、山药、白扁豆（炒）、莲子、薏苡仁（炒）、砂仁、桔梗、甘草等。

【功能主治】益气健脾，渗湿止泻。适用于体倦乏力，食少便溏。

【用法用量】口服，一次6克，一日3次。

7.4 治疗痔疮的单味药有哪些？

（1）金钱草

【功能主治】金钱草为报春花科植物。味甘、微苦、性凉。归肝、胆、肾、膀胱经。本品含酚类、黄酮类、挥发油等。具有利水通淋、清热解毒、散瘀消肿、清利湿热之功效。

【用法用量】本药为全草，鲜品或晒干备用均可。鲜者100克，干品减半，水煎服，每天服用一剂。

（2）地锦草

【功能主治】地锦草为大戟科植物地锦或斑地锦的干燥全草。味辛，性平。归肝、大肠经。具有清热解毒、凉血止血之功效。用于痢疾、泄泻、咳血、尿血、便血、崩漏、疮疖痈肿。

【用法用量】取全草干品30克，或鲜品60克，水煎服，每日一剂。也可将此药捣烂外敷或油调外敷患处。

（3）苦参

【功能主治】苦参为豆科植物苦参的干燥根。性寒、味苦，归肺、大肠、小肠经。具有清热燥湿，杀虫止痒之效。用于热痢、便血、黄疸尿闭、赤白带下、阴肿阴痒、湿疹、湿疮、皮肤瘙痒、疥癣麻风、外治滴虫性阴道炎。

【用法用量】将苦参6克煎浓汁后，去渣取汁，再加入鸡蛋2个，红糖60克，带鸡蛋煮熟后去壳，连汤1次服，每次1剂，4日为一个疗程。外用适量，煎汤洗患处。

7.5 治疗痔疮的验方有哪些?

（1）化痔汤

【配方组成】槐花12克，生地12克，玄参12克，枳实12克，地榆15克，甲珠15克，浙贝9克。兼腹胀、便秘、口干口苦，舌红，苔黄腻，脉滑者加黄柏12克，大黄（后下）6克，芒硝6克，川朴9克；伴头昏乏力、纳差、舌淡、苔白、脉细弱者加黄芪15克，白术9克，升麻9克。

【功能主治】凉血止血，祛瘀化痔，软坚散结。适用于内痔。

【用法用量】每日1剂，水煎服，日服两次，10天为一个疗程。内痔脱出严重，肛缘水肿者，可将上方当日水煎服2次服用，第三次加足量水煎汤坐浴，每日1~2次。

（2）益气固脱汤

【配方组成】生黄芪30克，党参15克，白术12克，当归10克，枳壳10克，五味子10克，乌梅10克，补骨脂10克，升麻6克，五倍子6克等。

【功能主治】补中益气，升阳举陷，补肾固脱。适用于内痔脱垂。

【用法用量】每日一剂，水煎口服，15天为一个疗程。

（3）三黄二地汤

【配方组成】党参15克，黄柏9克，黄芩9克，黄连9克，生地9克，熟地9克，白术9克，苍术9克，防风9克，地榆9克，泽泻9克，川朴9克，陈皮6克，当归6克，炙甘草3克，乌梅3克。下血量多者加槐花9克，荆芥炭9克；气血两虚偏重者加黄芪15克，黄精10克；大肠湿热偏重，大便不爽者加苍术、枳壳各9克，并重用黄柏、黄芩、黄连的用量。

【功能主治】清利湿热，益气养血，凉血止血。适用于早期内痔出血。

【用法用量】每日1剂，水煎分两次服用，10剂为一个疗程。

（4）芪归化瘀汤

【配方组成】黄芪60克，当归尾12克，地榆炭12克，仙鹤草12克，赤芍9克，地龙9克，川芎9克，桃仁9克，升麻6克，红花6克。风燥加荆芥穗6克，生地15克；湿热加黄连6克，车前子10克；便秘加麻仁30克。

【功能主治】益气活血。适用于老年血肿型内痔。

【用法用量】每日1剂，水煎服。

（5）养阴凉血方

【配方组成】北沙参9克，墨旱莲9克，地榆9克，珍珠母9克，制首乌9克，黄芪9克，枳壳9克，红藤12克，虎杖12克。

【功能主治】养阴清热，凉血止血。适用于内痔出血。

【用法用量】将诸药制成冲剂，每袋含生药15克，每次1袋，1天3次，7天为1个疗程，治疗1~3个疗程。

（6）复方脏连丸

【配方组成】地榆炭150克，黄芩150克，黄连150克，防风150克，生大黄150克，荆芥炭150克，生槐米250克，火麻仁250克，生地黄250克，猪大肠5副。

【功能主治】清肠止血。适用于内痔出血、脱出并栓塞、外痔等。

【用法用量】诸药共研细末。制成蜜丸，如梧桐子大，分装每袋20克。每次5克，每日两次，10日为一个疗程。

（7）祛瘀定痛汤

【配方组成】乳香10克，没药10克，牛膝10克，牡丹皮10克，木通10克，泽泻10克，白芷10克，赤小豆30克。伴肛门湿疹者，加苦参12克；嵌顿内痔严重者加升麻15克，五倍子15克。

【功能主治】消炎止痛。适用于血栓性外痔、炎性外痔、内痔嵌顿。

【用法用量】水煎服，日一剂。

（8）止痛如神汤

【配方组成】秦艽9克，桃仁6克，皂角（烧存性）9克，熟大黄9克，炒苍术5克，防风5克，酒炒黄柏5克，酒洗当归尾5克，泽泻3克，槟榔3克。

【功能主治】祛风活血，润肠通便。适用于痔疮初期，结肿胀闷，灼热痛痒及肛裂便秘等症。

【用法用量】水煎空腹温服，每日1剂，分2次服。

7.6 治疗痔疮的单味方有哪些？

（1）大蒜

【功能主治】为百合科植物大蒜的鳞茎。辛，温。入脾、胃、肺经。解郁温胃消积、止咳祛痰、解毒杀虫、调味。

【用法用量】整粒大蒜不去皮，用铝箔纸包起来再烘烤，待变软后再去皮，用纱布贴于患处。于入寝前贴患处，早上起床再取下，效果好。或取大蒜数头，放在火上烤熟，捣碎，用消毒纱布包起来，局部热敷患处。

（2）白花菜籽

【功能主治】白花菜籽属植物白花菜的种子。苦、辛，温，有小毒。祛风散寒，活血止痛。用于风湿疼痛、腰痛、跌打损伤、痔疮。

【用法用量】外用适量，捣碎外敷或煎水洗患处。

（3）蜗牛

【功能主治】为蜗牛科动物蜗牛及同科近缘种蜗牛的食用部分或全体。咸，寒。归大肠、胃经。清热解毒，利水消肿。

【用法用量】取蜗牛8~10个，洗净、捣碎，放入容器内，加入冰片2克，搅拌一会儿，待渗出清水后，用经过消毒的棉棒，蘸上渗出之水涂于痔上，能立即止血、止痛，再涂2~3天，每日涂1次，痔疮便能治愈。

（4）土豆

【功能主治】属茄科一年生草本植物的块茎。甘，平。入脾、胃经。健脾和胃，益气调中，缓急止痛，通利大便。

【用法用量】将土豆洗净后切3~5片薄片，摞在一起，入睡前敷贴在痔疮上，盖一层纱布用胶条固定，次日取下，连续数日。

8. 痔疮的食疗方法

8.1 治疗痔疮的食物有哪些？

（1）无花果

【功能主治】无花果为桑科植物无花果的聚花果。味甘，性平。入肺、脾、大肠经。含有生物碱、脂类、树酯类，具有收敛、消炎、镇痛之功效。

【用法用量】取鲜无花果，洗净后生吃，每次2个，每日2~3次，5~7日为一个疗程，连服2~3个疗程。

（2）香蕉

【功能主治】为芭蕉科植物甘蕉的果实。味甘，性寒。归脾、胃、大肠经。清热、润肠、解毒。适用于痔疮出血。

【用法用量】香蕉若干个。将香蕉剥皮食用。每日早晨，空腹食1~2个。

（3）茄子

【功能主治】为茄科植物茄的果实。味甘，性凉。归脾、胃、大肠经。清热，活血，止痛，消肿。适用于内痔。

【用法用量】将其切片，烧成炭，研成细末。每日服3次，每次10克，连服10天。

（4）黑木耳

【功能主治】为木耳科植物木耳的子实体。益气，凉血，止血。适用于内外痔疮患者。

【用法用量】将木耳30克摘去污物，洗净，加水少许，文火煮成羹，服食。

（5）菱角

【功能主治】为菱科植物菱的果实。甘，凉。入肠、胃经。健脾、补气、止血、通便、消炎，有促进创口愈合之功。

【用法用量】将大红菱或小青菱，剥去外壳，煮熟，每日上午吃20只菱肉，并喝下煮菱汁一小碗，连服6~10日，则大便通畅，炎症减轻，出血停止，行走不痛，痔疮缩小或消失。

8.2 痔疮饮食调理有哪些?

（1）多吃蔬菜、水果

对于痔疮患者来说，蔬菜、水果是非常重要的。因为便秘往往与痔疮的发生有关，从预防的角度讲，应预防大便秘结，保持大便通畅，所以饮食方面应多食青绿蔬菜、新鲜水果，如芹菜、菠菜、韭菜、黄花菜、茭白以及苹果、桃、杏、瓜类等含有丰富纤维素的食品，这样可以增加胃肠蠕动，润肠通便，排出肠道的有害物质。

（2）多食粗粮杂粮

随着人们生活水平的提高，粗粮杂粮似乎淡出了人们的视野。偶尔吃一顿，也成为了我们回忆过去及怀旧的表达方式。实际上，粗粮杂粮的营养成分远比单一的细粮高。研究表明，杂粮有许多药用功效。经常吃杂粮有助于胃肠消化，粗粮中的纤维素是最佳的清肠通便剂，它在肠道内吸收水分，吸收毒素，促进通便。俗话说：“肠中常清寿命长。”多进食富含可溶性纤维的粗粮，如燕麦、糙米等，能加强肠道活动，令粪便变软，不会积存压住静脉血管。常见的粗杂粮有大麦、荞麦、小米、玉米、红薯等。

（3）忌食或少食刺激性食物

要吃得清淡，平时宜尽量少吃或不吃辛辣刺激性食物，如生葱、大蒜、辣椒、胡椒、韭菜及酒类饮料，特别是不能多吃辣椒和多饮酒。因为这些食物会扩张痔静脉血管，加重其瘀血和曲张。辣椒很不易吸收，留在直肠中，对黏膜和血管有很强的刺激作用，容易导致局部充血，加重病情，对治疗极为不利。尤其对于手术治疗后高脂肪低纤维饮食的人患病率是很高的。所以，痔疮患者在积极预防治疗疾病的同时，在饮食选择上也要特别注意。千万别因一时的美味而让痛苦再次降临。痔疮患者应根据自身的具体病情选择不同的食物，更要对辛辣刺激性食物避而远之。有便秘的患者要忌香燥炙煿食物，少饮浓茶。痔疮发作的患者更要注意限制烟酒，如果患处有感染化脓，还要忌食豆类制品及鱼虾腥味等食品。

（4）养成良好的饮食习惯

吃饭定时，饥饱适宜，不暴饮暴食，以免因大便干燥，排出困难而加重病情。好习惯是好身体的前提，形成了良好的饮食习惯，我们的生活才能更加有节奏，生物钟才能更加协调稳定，那种饥一顿、饱一顿的饮食习惯是极不可取的。

总之，为了预防痔疮或促进身体的早日康复，本着对自己负责的态度，朋友们请多加注意自己的饮食健康，严防病从口入。

8.3 痔疮食疗——粥

（1）菠菜粥

【配方组成】菠菜、粳米各100克。

【制作方法】将菠菜洗净，在沸水中焯一下，切碎，备用；粳米煮粥后，将菠菜放入，拌匀，煮沸即可。

【用法用量】每日1次，连续服用有效。

【功能主治】养血止血，敛阴润燥，通利肠胃。适用于大便干结、痔疮出血患者。

（2）香蕉粥

【配方组成】香蕉250克，糙米50克。

【制作方法】香蕉扒皮，同大米一同放入锅中，加水适量，煮成粥。

【用法用量】每日早晚服用。如治便秘，可在粥中加点香油。

【功能主治】清热，润肠，健脾。适用于痔疮出血、便秘、发烧等症。

（3）木耳粥

【配方组成】黑木耳30克，粳米100克，大枣5枚。

【制作方法】木耳、大枣洗净，同粳米一同放入锅中，加水适量，煮成粥。

【用法用量】每日早晚服用。

【功能主治】清热，润肠，健脾。适用于痔疮、便秘、发烧等症。

（4）藕米糕

【配方组成】藕粉250克，糯米粉250克，白糖250克。

【制作方法】将藕粉、糯米粉、白糖加水适量，揉成面团，放蒸锅上蒸熟。

【用法用量】分顿随量食用。

【功能主治】补虚止血。适用于痔疮便血日久者。

（5）猕猴桃西米粥

【配方组成】西米100克，猕猴桃200克，白砂糖100克。

【制作方法】先将西米洗净，浸泡30分钟后沥干，待用；再将猕猴桃去皮，用刀切成黄豆大小的丁块。然后在锅中加入清水1000毫升，放入西米、猕猴桃和白砂糖，置火上烧开，稍煮即可。

【用法用量】每日服1剂，分数次服用。

【功能主治】清热，润肠，健脾。适用于痔疮。

（6）参芪升七粥

【配方组成】党参10克，黄芪10克，白术10克，升麻5克，三七粉5克，大枣5枚，糯米100克，冰糖适量。

【制作方法】各药分别洗净，加水300毫升，煎半小时，去渣收取浓汁；大枣去核，粳米淘净，加水800毫升，大火烧开后，加入大枣，转用小火慢熬成粥，下药汁、三七粉和冰糖，至冰糖熬化。

【用法用量】早晚两次空腹温服。

【功能主治】温中健脾，固脱止血。适用于虚寒型痔，症见面色苍白、大便溏泄、便时带血、痔核脱出等。

（7）空心菜粥

【配方组成】空心菜150克，瘦猪肉100克，荸荠50克，粳米100克，麻油、精盐、鸡精各适量。

【制作方法】将空心菜择洗干净，切碎；猪肉洗净，剁成肉泥；荸荠去皮，切成薄片。粳米淘洗干净，加水1200毫升，大火烧开后，放入空心菜、猪肉泥和荸荠片，转为小火慢熬成粥，加入麻油、精盐、鸡精各适量。

【用法用量】早晚两次空腹温服，每周2~3剂。

【功能主治】清热解毒，利尿凉血。适用于湿热型痔，症见痔疮出血，便秘等。

8.4 痔疮食疗——菜

（1）无花果炖猪蹄

【配方组成】无花果200克，金针菜100克，猪蹄2只，生姜、胡椒、大蒜、食盐、味精、葱花适量。

【制作方法】先将猪蹄切成小块，加生姜、胡椒、大蒜和适量清水，与无花果一同煮炖至烂熟时，再放金针菜煮30分钟，入食盐、味精、葱花调味食用。

【用法用量】佐餐食用。

【功能主治】健脾清肠，消肿解毒，祛风。适用于肠炎、痢疾、便秘、痔疮等症。

（2）无花果炖瘦猪肉

【配方组成】无花果60克（干品），瘦猪肉150~200克，食盐适量。

【制作方法】每次用无花果60克（干品），瘦猪肉150~200克，清水适量，放瓦盅内隔水炖熟，调味食用。

【用法用量】每日服用1次，可常用。

【功能主治】清热利湿，补气养血。适用于湿热型痔疮出血。

（3）苋菜煲猪肠

【配方组成】鲜苋菜100克，猪大肠150克，食盐少许。

【制作方法】猪大肠洗净切碎，与鲜苋菜一起煮2小时，去渣取汁，加盐适量调味。

【用法用量】每日1次，饮汤食用。

【功能主治】润燥，清热凉血。适用于痔疮兼便秘、出血等。

（4）槐花饮

【配方组成】槐花10克，粳米30克，赤砂糖5克。

【制作方法】先将粳米用清水淘洗干净，直接放入锅内，兑水煮米取米汤，晾凉；再把槐花择去杂质，清水洗净，研成粉末调入米汤中，可根据自需放入红糖调味，即可服用。

【用法用量】每日分两次服用。

【功能主治】凉血止血。适用于肠风便血。

（5）姜汁猪血菠菜

【配方组成】菠菜300克，姜25克，猪血100克，酱油15毫升，香油3毫升，精盐2克，醋、味精、花椒油各少许。

【制作方法】将菠菜带根洗净，切成约5厘米长的段，于滚开水中焯2分钟后取出，沥去水分，装盘抖散。猪血洗净切片后先入热油锅爆炒，熟后取出与菠菜混匀。姜去皮，洗净后捣烂取汁。待菠菜，猪血凉后加入姜汁和其他调料即可。

【用法用量】佐餐食。

【功能主治】生津补血，降血压，通肠利便，解酒毒。适用于痔疮等症。

（6）绿豆糯米猪肠

【配方组成】绿豆60克，糯米30克，猪大肠300克。

【制作方法】把猪大肠洗净，绿豆、糯米用水浸泡半小时。把绿豆、糯米装入猪大肠，加水适量，肠两端拿线系紧，放砂锅中水煮2小时。

【用法用量】隔一天1次，连服8天为1个疗程。

【功能主治】补中养气、清热解毒、通便止痢；对湿热下痢、便血、痔疮初起、脱肛有疗效。

（7）党参无花果炖瘦猪肉

【配方组成】党参50克，无花果60克（干品），瘦猪肉150～200克。

【制作方法】每次用党参50克、无花果60克（干品）、瘦猪肉150～200克，清水适量，放瓦盅内隔水炖熟，调味食用。

【用法用量】分顿食肉饮汤。

【功能主治】适用于痔疮日久气血虚弱证。

（8）炒鳝鱼

【配方组成】鳝鱼750克，洋葱（白皮）50克，猪油（炼制）40克，酱油50克，大蒜（白皮）5克，料酒25克，辣椒（红、尖、干）5克，淀粉25克，姜5克，香油5克，胡椒粉5克。

【制作方法】先将鳝鱼去骨及内脏，冲洗干净，切成寸段备用；洋葱去老皮，洗净，切成片；干红椒切成小片；生姜大蒜洗净，均切成末；炒锅上火烧热，用油稍烫一下，再放入猪油烧热，将鳝片入锅爆炒；将鳝鱼爆炒起卷时，放入酱油、生姜、洋葱、干椒、料酒，加盖焖；焖片刻后，放入鲜汤适量再焖；焖片刻用淀粉勾芡，撒上蒜末，淋入香油装盘，撒上胡椒粉即成。

【用法用量】佐餐食。

【功能主治】补虚损，止便血，祛风湿，强筋骨。主治脾虚血亏，腹冷肠鸣，下痢脓血，或产后恶露淋漓不净，身体羸瘦或痔瘘等。

（9）葱爆泥肠

【配方组成】猪大肠500克，葱白80克，柿子椒10克，盐3克，酱油5克，料酒5克，味精4克，白砂糖5克，胡椒粉1克，香油5克。

【制作方法】先将辣椒洗净去蒂、籽，切成细丝备用；猪肠洗干净，切成4厘米的段，在肠段的一半处用刀切成四瓣，投入沸水中烫一下捞出；葱白洗净，切成小段；炒锅置火上放少许底油烧热，放入葱段、红椒丝煸炒至香，烹入料酒、精盐、酱油、白砂糖，倒入猪肠翻炒均匀，再撒上味精、胡椒粉，淋上香油稍翻后，出锅装盆晾凉即可。

【用法用量】佐餐食。

【功能主治】润燥补虚，止渴止血。适用于痔疮脱出、便血、便秘等症，因其性寒，凡脾虚便溏者慎用。

（10）大蒜烧茄子

【配方组成】茄子500克，大蒜（白皮）25克，盐2克，白砂糖5克，酱油10克，味精1克，姜5克，大葱10克，淀粉（豌豆）10克，植物油50克。

【制作方法】将鲜茄子撕去蒂把，用清水洗净，剖成两瓣，在每瓣的表面上划约1厘米的宽十字花刀，然后切成约4厘米长、2厘米宽的长方块（深切不断）；姜、葱洗净后分别切成姜米、葱花，大蒜去净表皮，洗净，切成两瓣，待用；炒锅置武火上烧热后，倒入菜油，炼至油泡散尽冒青烟时离开火口；待油温稍降后，将茄子逐个放入锅中翻炒，再下入姜末、酱油、食盐、蒜瓣及清汤；烧沸后，用文火焖1分钟，翻匀，撒入葱花；再用白糖、淀粉25克（淀粉10克加水）调成芡，收汁和匀，加入味精，起锅装盘即成。

【用法用量】佐餐食。

【功能主治】清血热、散瘀肿、利水湿、止疼痛。适用于肠风下血、火毒疮痈、皮肤溃疡等症。

（11）豆腐乳空心菜

【配方组成】空心菜400克，腐乳（白）30克，大蒜（白皮）3克，姜3克，色拉油40克，盐1克，酱油5克，料酒5克，白砂糖5克。

【制作方法】把空心菜洗干净，切掉根部较老的部分，约切除5厘米，剩下的部分则切成5～6厘米的长度；蒜头、生姜切末；把锅加热后倒入色拉油，用大火炒以上材料；再加入适量的盐、酱油、酒、砂糖和捣碎的豆腐乳，轻轻搅匀即可盛盘食用。

【用法用量】佐餐食。

【功能主治】促进胃肠蠕动，通便解毒。适用于痔疮、便秘者。

（12）红烧肥肠

【配方组成】猪大肠400克，香菇（鲜）25克，玉兰片25克，黄酒10克，大葱100克，味精1克，姜5克，淀粉8克，猪油30克，盐5克，花生油50克，酱油30克，醋30克。

【制作方法】炒锅置旺火上，下适量清水烧沸，放入肥肠煮2 分钟取出，用清水漂干净；另换清水烧沸，将猪肠再放入锅里煨到八成熟，取出稍凉，用洁布搌干，去掉油腻后盛入碗中，下酱油25克腌渍入味；炒锅置旺火上，倒入花生油，烧至七成热，将肥肠下锅，边炸边用锅铲拨动，至肥肠呈金黄色时捞出，沥油；将沥过油的肥肠切成0.3 厘米厚的象眼形肠圈；炒锅置旺火上，下熟猪油，将大葱段下锅稍煸，加入黄酒、姜末、猪肉汤100毫升、香菇、玉兰片、酱油、精盐和肥肠，端锅在小火上烧5分钟，再移锅到旺火上烧1分钟，加味精，用湿淀粉勾芡，淋入熟猪油起锅盛盘即成。

【用法用量】佐餐食。

【功能主治】润肠补虚，止渴止血。适用于痔疮脱出、便血、便秘等。

（13）九转大肠

【配方组成】猪大肠750克，香菜末1.5克，胡椒面、肉桂面、砂仁面各少许，葱末、蒜末各5克、姜末2.5克，料酒10克，酱油25克，白糖100

克，醋54克，熟猪油75克、花椒油15克，清汤、精盐各适量。

【制作方法】将肥肠洗净煮熟，细尾切去不用，切成2.5 厘米长的段，放入沸水中煮透捞出控干水分；炒锅内注入油，待七成热时，下入大肠炸至金红色时捞出；炒锅内倒入香油烧热，放入30克白糖用微火炒至深红色，把熟肥肠倒入锅中，颠转锅，使之上色；再烹入料酒、葱姜蒜末炒出香味后，下入清汤250毫升、酱油、白糖、醋、盐、味精，汤汁开起后，再移至微火上煨；待汤汁至1/4 时，放入胡椒粉、肉桂（碾碎）、砂仁（碾碎），继续煨至汤干汁浓时，颠转勺使汁均匀地裹在大肠上，淋上鸡油，拖入盘中，撒上香菜末即成。

【用法用量】佐餐食。

【功能主治】润肠补虚，止渴止血。适用于痔疮脱出、便血、便秘等。

（14）凉拌空心菜

【配方组成】空心菜300克，大蒜（白皮）15克，香油10克，白砂糖5克，盐3克，味精1克。

【制作方法】空心菜洗净，切成段；蒜洗净，切成末；水烧开，放入空心菜，滚三滚后捞出沥干；蒜末、白糖、精盐、味精与少量水调匀后，再浇入热香油；味汁和空心菜拌匀即可。

【用法用量】佐餐食。

【功能主治】清热凉血，利尿除湿，通便解毒。适用于痔疮出血、便秘者。

（15）卤小肠

【配方组成】猪小肠 400克，大葱 50克，姜 40克，酱油 30克，米酒 30克，八角 5克，桂皮 5克，胡椒 5克，白砂糖40克。

【制作方法】小肠洗净，放入开水中氽烫10分钟后捞出，泡入清水中待凉再捞出；用剪刀剪成10公分长的段，除去内部脂肪后洗净，再放入开水中氽烫20分钟后捞出；葱洗净，30克切成段，20克切成末；姜去皮洗净，切末；卤料（大料、桂皮、胡椒粒、白糖）装入纱布袋子中封口，备用；把小肠放入锅中，再放入葱段、姜、卤料和调料（酱油、水200毫升、米酒）一起煮；开锅后改用小火卤50分钟，捞出，切成小段，盛在盘子中撒上葱末就可以了。

【用法用量】佐餐食。

【功能主治】润肠补虚，止渴止血。适用于痔疮脱出、便血、便秘等。

（16）麻酱白菜心

【配方组成】白菜800克，山楂100克，芝麻酱100克，白砂糖5克，大葱5克，大蒜5克，味精1克，酱油5克，醋3克。

【制作方法】将白菜去外帮留其嫩心洗净切成丝，放入盆内；山楂洗净，去核，切成薄片；葱切花；大蒜去皮捣成蒜泥；芝麻酱中加一点凉开水拌匀，倒在白菜上，加入白糖、味精、酱油、醋、葱花、蒜泥和山楂片拌匀即可。

【用法用量】佐餐食。

【功能主治】清热解毒，养胃生津，除烦解渴，利尿通便。适用于痔疮、肠癌等。

（17）清蒸肥肠

【配方组成】猪大肠250克，胡萝卜50克，鲜蘑50克，大葱5克，姜4克，八角2克，味精3克，醋3克，盐4克，香菜5克。

【制作方法】将猪肥肠放锅内煮熟后切成马蹄块，用开水氽一下，捞出，装入大碗内；将胡萝卜切成菱形小片；蘑菇洗净切成条；将葱切段，姜切片备用；香菜洗净，切成段；将胡萝卜片、蘑菇条放入肥肠块碗内，倒入高汤（300克），上屉用旺火蒸10分钟将肥肠块取出，放入另一大碗内，拣出葱段、姜片、大料（八角）不用；将蒸肥肠块的汤滗入锅内，烧开后撇净浮沫，加入味精和醋，撒上香菜段，浇在肥肠上即可。

【用法用量】佐餐食。

【功能主治】润燥补虚，止渴止血之功效。适用于治疗虚弱口渴、脱肛、痔疮、便血、便秘等症。

（18）手撕泥鳅

【配方组成】泥鳅300克，香菜25克，泡椒25克，花椒粉、葱、姜、老抽、白糖、醋、料酒、鸡精、食用油、高汤适量。

【制作方法】将泥鳅放入水中，加入几滴油，让其游动自然除去泥垢，排尽肠内杂物，再剪去头部和内脏，洗净沥干，用酱油、料酒涂抹表面和内脏；坐锅点火放油，油6~7成热时放入泥鳅，炸至外表起脆壳捞出沥油；锅内留余油放入葱姜、泡椒丝煸炒出香味，倒入泥鳅、酱油、白糖、盐、高汤，待锅开时，加入醋、鸡精收干汁，撒上花椒粉淋入香菜即可出锅。

【用法用量】佐餐食。

【功能主治】暖中益气，清利小便，有解毒收痔之功效。

（19）四宝菠菜

【配方组成】菠菜1000克，冬笋50克，蛋糕50克，火腿50克，香菇（鲜）50克，盐15克，味精5克，子姜25克，香油25克。

【制作方法】新鲜菠菜去掉黄叶和根，洗净泥沙；锅内入水烧沸，投入菠菜烫一下捞出，摊开晾凉（以防变黄）；晾凉的菠菜用刀切成绿豆大小的丁，挤干水分，放到小盆里备用；把冬笋去壳、去老根，洗净，切成绿豆大小的丁，用开水烫好；香菇去蒂，洗净，切成绿豆大小的丁，煮熟，用开水烫好；熟火腿切成绿豆大小的丁，用开水烫好；蛋糕切成绿豆大小的丁，用开水烫好；将冬笋丁、香菇丁、火腿丁、蛋糕丁与菠菜放一起，加入精盐、味精拌匀；鲜姜洗净切成姜末，用热香油炸一下，倒入菠菜里拌匀即可。

【用法用量】佐餐食。

【功能主治】助消化，促进肠蠕动。

（20）糖醋白菜

【配方组成】白菜500克，白砂糖30克，醋20克，盐5克。

【制作方法】将大白菜剥去老帮，切去菜头和菜根，将所余部分洗净，顺长切成5毫米宽的长条，再横切成5厘米长的小条。放入盆内，拌入精盐渍约半小时，用手攥干水分；上火加入白糖、白醋和少许清水烧开成糖醋汁，糖醋汁凉后，均匀地泼在白菜条上，用盖盖严，焖约1天后即成。

【用法用量】佐餐食。

【功能主治】清热解毒，养胃生津，除烦解渴，利尿通便。适用于痔疮及结肠癌患者。

8.5 痔疮食疗——汤

（1）槐花猪肠汤

【配方组成】猪大肠500克，猪瘦肉250克，槐花90克，蜜枣2个。

【制作方法】猪大肠洗净，槐花洗净，装进大肠内，扎紧大肠两头；猪瘦肉洗净，切块；把装有槐花的猪大肠与瘦猪肉、蜜枣一起放入锅内，加清水适量，武火煮沸后，文火煲2~3小时，调味供用，捞起猪肠，切开去掉槐花，用酱油调味佐膳。

【用法用量】佐餐食。

【功能主治】益阴润燥，清肠解毒。适用于大肠燥热型便血、痔疮出血、便秘、皮肤瘙痒者。

（2）空心菜排骨汤

【配方组成】空心菜500克，猪排骨250克，虾米10克，姜5克，植物油10克，盐2克，味精1克。

【制作方法】排骨洗净，斩成细件；空心菜去根洗净；虾米用清水浸泡；煲内加7碗清水，放入排骨、虾米，以猛火煮滚，转中火煮20分钟；入空心菜，加生油数滴，煮5分钟调味上桌。

【用法用量】佐餐食。

【功能主治】清热解毒，润肠通便，养阴补血。适用于气血不足之痔疮者。

（3）首乌鸡汤

【配方组成】老母鸡1只，首乌30克，黄酒、姜、葱、盐、味精各适量。

【制作方法】首乌研成粗末装入纱布袋内，鸡洗净去杂物；将首乌袋纳入鸡腹中，同时纳入葱姜，将鸡放入砂锅中，加入清水适量，用大火煮沸后，改用文火煮至鸡熟烂，加入盐与味精，稍煮片刻即可。

【用法用量】分两次服食。

【功能主治】益气养血，补精填髓。适用于气血不足、虚劳羸瘦、出血、脱肛、子宫脱垂、贫血、痔疮等症。

（4）芥菜冬瓜汤

【配方组成】冬瓜300克，芥菜100克，香油4克，盐4克，味精2克。

【制作方法】将冬瓜去皮去瓤洗净切成块；芥菜洗净，切成末；将冬瓜放入沸水锅中煮4分钟，捞出浸在凉水里，捞出；将锅置于旺火上，倒入高汤1000克，放入冬瓜块和芥菜末；烧开后撇净浮沫，加入精盐、味精，盖上锅盖烧2分钟，淋上香油即可。

【用法用量】佐餐食。

【功能主治】健脾开胃，利尿消肿。

（5）猪肠汤

【配方组成】猪大肠250克，木耳（干）15克，海参（水浸）120克，盐1克，味精1克。

【制作方法】将木耳浸开，洗净；水发海参洗净，切丝；猪大肠用粗盐一汤匙擦洗净，放入开水中稍烫，再用冷水冲洗后，切段；把猪大肠、木耳、海参一起放入锅内。加清水适量，武火煮沸后，文火煮1~2小时，调味即可。

【用法用量】随量饮汤食肉。

【功能主治】补肠止血，凉血止痢。

（6）紫菜豆腐肉片汤

【配方组成】紫菜（干）12克，北豆腐150克，猪瘦肉90克，酱油4

克，醋3克，盐3克，香油5克，葱粒3克。

【制作方法】猪肉切片腌过，脱水，豆腐切片；待水煲开，倒入紫菜、豆腐、肉片、再开时，加些酱油、醋、盐、香油及葱粒即成。

【用法用量】佐餐食用。

【功能主治】润肠清热，去脂瘦身。治痔疮。

（7）菠菜猪血汤

【配方组成】猪血500克，菠菜500克。

【制作方法】菠菜洗净，留菜梗去须根，切段；猪血切方块；把菠菜梗放入沸水锅内稍煮，再放入猪血，文火煲沸后，放入菠菜叶煲沸，调味食用。

【用法用量】佐餐食用。

【功能主治】润肠通便，养血止血。适用于血虚肠燥、出血及贫血等，但大便溏泄者忌食。

（8）鳝鱼汤

【配方组成】鳝鱼250克，菜油、食盐、酱油、味精各适量。

【制作方法】鳝鱼约250克，剖腹去内脏，剔除骨头后，用菜油炒熟，加入食盐、酱油、味精等，即可食用。

【用法用量】食肉汤，连服2天。

【功能主治】适用于内外痔、便血及肛门疼痛者。

（9）无花果汤

【配方组成】无花果2个，瘦肉100克，蜜枣1个。

【制作方法】将猪肉洗净并飞水切块，再与洗净的无花果、蜜枣放入炖盅内，加清水300ml，隔水炖2小时即可。

【用法用量】佐餐食用。

【功能主治】适用于痔疾肿痛出血，脾胃虚弱，消化不良，泻痢及肝胆炽热之目赤肿痛者。

（10）荸荠汤

【配方组成】荸荠20克。

【制作方法】荸荠洗净，不除皮；荸荠切碎，煮汤代茶即可。

【用法用量】一次或分次饮，连服3日。

【功能主治】适用于痔疮出血者。

（11）大枣红糖汤

【配方组成】大枣250克，红糖60克。

【制作方法】加水煎。

【用法用量】食枣饮汤，每日3次，15天一疗程。

【功能主治】适用于痔疮患者。

（12）山药双花竹叶汤

【配方组成】山药15克，双花15克，茯苓15克，生姜芽15克，太子参20克，薏苡仁20克，竹叶10克，知母10克，生甘草6克。

【制作方法】水煎取汁。

【用法用量】每日1剂，分3次服。

【功能主治】益气养阴，清热解毒。适用于痔疮。

（13）空心菜汤

【配方组成】鲜空心菜70~100克。

【制作方法】连根煎汤。

【用法用量】取汤，每日两次。

【功能主治】适用于外痔。

（14）当归苁蓉猪血汤

【配方组成】当归20克，猪血200克，肉苁蓉20克，冬葵菜350克，葱、姜、椒适量。

【制作方法】将冬葵菜洗净，切段备用。将诸药水煎取汁，纳入冬葵菜煮熟，而后下猪血块，加葱、姜、椒、盐、油煮沸。

【用法用量】佐餐食。

【功能主治】养血润肠通便。适用于痔疮。

8.6 痔疮食疗——茶

（1）槐叶茶

【配方组成】槐树芽500克。

【制作方法】嫩槐叶以开水焯熟，或蒸熟晒干研末，每次取20 ~ 30克，纱布包装，置保温瓶中，以开水泡闷15分钟。

【用法用量】代茶饮。

【功能主治】适用于肠热便血、痔疮出血及球结膜出血者。

（2）槐角茶

【配方组成】生鲜槐角500克。

【制作方法】槐角洗净后上蒸笼，蒸一次晒一次，一共蒸9次晒9次。然后用适量蜂蜜放入锅内加热，待蜂蜜融化后将晒好的槐角倒入锅内，搅拌均匀待凉后装入容器。每日取3~5粒泡水喝。

【用法用量】连续代茶饮10日以上方可起效，也可常年代茶饮。

【功能主治】清热止血。适用于痔疮疼痛者。

（3）木耳芝麻茶

【配方组成】黑木耳60克，黑芝麻15克。

【制作方法】炒锅洗干净置中火上烧热，将黑木耳30克下入锅中，不断地翻炒，待黑木耳的颜色由灰转黑略带焦味时，起锅装入碗内待用；锅重置火上，下入黑芝麻略炒出香味，然后掺入清水约1500克，同时下入生、熟黑木耳，用中火烧沸30分钟，即可起锅，用洁净双层细纱布过滤，所得滤液装在器皿内即成。

【用法用量】每次饮用100~120克，可加白糖20~25克。亦可将炒焦后的木耳、炒香后的黑芝麻同生木耳一起和匀收藏，每次用5~6克加沸水120克泡茶饮服。

【功能主治】凉血止血，润肠通便。适用于血热便血、痔疮便血、肠风下血、痢疾下血等症。

（4）姜片茶

【配方组成】红茶一包，冰糖40克，姜母一小块。

【制作方法】以上各味加水加热，文火熬煮10分钟，然后倒入茶杯热饮。

【用法用量】每日1~2剂，趁热饮。

【功能主治】解表散寒，健胃消食，温中利湿，涩肠止痢。

（5）决明润肠茶

【配方组成】草决明30克。

【制作方法】将其炒至适度，碾碎。

【用法用量】用沸水冲泡5分钟，代茶饮。

【功能主治】润肠抗菌。

（6）首乌当归饮

【配方组成】生首乌30克，全当归25克。

【制作方法】沸水泡20分钟，代茶饮。

【用法用量】每日1剂。

【功能主治】活血润肠。